Kuchnia Niskowęglowodanowa

Smak Zdrowia i Energii

Joanna Nowak

Spis treści

Kremowy Makaron Spaghetti 7
Niesamowite pieczone oliwki 9
Pyszny makaron warzywny 11
Brukselka Z Musztardą I Czosnkiem 13
Niesamowity sos serowy 15
Smażona kalarepa 17
Pyszne frytki z rzepy 19
Niesamowita irlandzka przystawka 21
Cukinia pieczona dwa razy 23
Pyszny sos 25
Pilaw Z Grzybów I Konopi 27
Sałatka azjatycka 29
Mieszane danie wegetariańskie 31
Niesamowita polenta kalafiorowa 33
Niesamowita przystawka 36
Specjalne grzyby 40
Fasolka szparagowa i smakowity winegret 42
Przystawka z duszonego bakłażana 44
Suflety Cheddar 46
Smaczna sałatka z kalafiora 48
niesamowity ryż 50
Przepisy na ketogeniczne przekąski i przekąski 52
  Pysznc marynowane jajka 53
  Dip Kiełbasa I Ser 55
  Smaczny dip z cebuli i kalafiora 57
  Pyszne krakersy z pesto 59
  Babeczki dyniowe 61
  Pyszne bombki 63
  Specjalne chipsy tortilla 65
  Niesamowite kulki Jalapeno 67
  Muffinki Cheeseburgerowe 69
  Smaczny dip do pizzy 71

Niesamowita przekąska Keto Muffins 73
Niesamowita smażona przekąska Queso 75
Klon I Pecan Bary 77
Niesamowita przekąska z nasionami Chia 79
Proste tarty pomidorowe 81
Dip z awokado 84
Specjalna przystawka z prosciutto i krewetkami 86
Brokuły I Cheddar Ciastka 88
Smaczne Corndogi 90
Smaczne paprykowe nachos 92
Batony z masłem migdałowym 94
Smaczna przekąska z cukinii 96
Chipsy z Cukinii 98
Prosty hummus 100
Niesamowite paluszki selera 102
Przekąska z suszoną wołowiną 104
Dip Krabowy 106
Sałatka z Piersi Kaczki 108
Ciasto z Indyka 110
Zupa Z Indyka 113
Pieczona rozkosz z indyka 115
Pyszne chilli z indyka 117
Curry Z Indyka I Pomidorów 119
Sałatka z Indyka I Żurawiny 121
Nadziewana Pierś Z Kurczaka 123
Sos Z Kurczakiem I Musztardą 125
Pyszny kurczak z salsą 127
Pyszny włoski kurczak 129
Zapiekanka z kurczaka 131
Papryka Nadziewana Kurczakiem 134
Kremowy Kurczak 136
Inna zapiekanka z kurczakiem 138
Kremowa zupa z kurczaka 140
Niesamowite naleśniki z kurczakiem 142
Niewiarygodne danie z kurczaka 146
Pyszny Kurczak w panierce 148

Serowy kurczak 150
Pomarańczowy kurczak 152
Ciasto z Kurczakiem 155
Kurczak owinięty bekonem 158
Tak pyszne skrzydełka z kurczaka 160
Kurczak W Kremowym Sosie 162
Przepyszny Kurczak 164
Smaczny kurczak i sos śmietanowy 166
Smaczny kurczak Stroganoff 168
Smaczny Kurczak Gumbo 170
Delikatne Udka Z Kurczaka 172
Smaczny Kurczak w panierce 174
Zapiekanka z Kurczakiem Pepperoni 176
Smażony kurczak 178
Kurczak Calzone 180
Meksykańska zupa z kurczakiem 182
Kurczak ze szpinakiem i karczochami 186
Kotlety Z Kurczaka 188
Pyszny Cały Kurczak 190
Sos z Kurczaka I Zielonej Cebuli 192
Pieczarki Nadziewane Kurczakiem 194
Awokado Nadziewane Kurczakiem 196
Pyszny kurczak balsamiczny 198
Makaron z Kurczakiem 200
Kurczak Grillowany Orzechowo 203
Prosty gulasz z kurczaka 205
Gulasz Z Kurczaka I Warzyw 207
Specjalna szwajcarska zupa z boćwiny 210
Krem z pieczonych pomidorów 212
Zupa Bakłażanowa 214
Gulasz z Bakłażana 216
Zupa Z Pieczonej Papryki 218
Pyszna zupa kapuściana 220

Kremowy Makaron Spaghetti

To jest po prostu idealne danie z indyka!

Czas przygotowania: 10 minut

Czas gotowania: 40 minut

Porcje: 4

Składniki:

- 1 dynia spaghetti
- Sól i czarny pieprz do smaku
- 2 łyżki ghee
- 1 łyżeczka przyprawy Cajun
- Szczypta pieprzu cayenne
- 2 szklanki gęstej śmietanki

Wskazówki:

1. Nakłuj spaghetti widelcem, ułóż na wyłożonej papierem blasze, włóż do piekarnika nagrzanego do 150 stopni F i piecz przez 15 minut.
2. Wyjmij dynię spaghetti z piekarnika, odstaw do ostygnięcia i wyłóż makaron dyniowy.
3. Rozgrzej patelnię z ghee na średnim ogniu, dodaj dynię spaghetti, zamieszaj i smaż przez kilka minut.

4. Dodać sól, pieprz, pieprz cayenne i przyprawę Cajun, wymieszać i smażyć przez 1 minutę.
5. Dodajemy śmietankę, mieszamy, gotujemy jeszcze 10 minut, rozdzielamy na talerze i podajemy jako keto dodatek.

Cieszyć się!

Odżywianie: kalorie 200, tłuszcze 2, błonnik 1, węglowodany 5, białko 8

Niesamowite pieczone oliwki

To świetna przystawka! Zobaczysz!

Czas przygotowania: 10 minut
Czas gotowania: 20 minut
Porcje: 6

Składniki:

- 1 szklanka czarnych oliwek bez pestek
- 1 szklanka oliwek kalamata, bez pestek
- 1 szklanka zielonych oliwek nadziewanych migdałami i czosnkiem
- ¼ szklanki oliwy z oliwek
- 10 ząbków czosnku
- 1 łyżka ziół prowansalskich
- 1 łyżeczka startej skórki z cytryny
- Czarny pieprz do smaku
- Trochę posiekanego tymianku do podania

Wskazówki:

1. Ułóż czarne, kalamata i zielone oliwki na wyłożonej papierem blasze do pieczenia, skrop oliwą, czosnkiem i ziołami prowansalskimi, wymieszaj, włóż do

piekarnika nagrzanego do 150 stopni F i piecz przez 10 minut.
2. Wymieszać oliwki i piec jeszcze 10 minut.
3. Rozłóż oliwki na talerzach, posyp skórką z cytryny, czarnym pieprzem i tymiankiem, wymieszaj i podawaj na ciepło.

Cieszyć się!

Odżywianie: kalorie 200, tłuszcz 20, błonnik 4, węglowodany 3, białko 1

Pyszny makaron warzywny

Są bardzo pyszne i niesamowicie kolorowe!

Czas przygotowania: 10 minut
Czas gotowania: 20 minut
Porcje: 6

Składniki:

- 1 cukinia, pokrojona spiralizatorem
- 1 dynia letnia, pokrojona spiralizatorem
- 1 marchewka, pokrojona spiralizatorem
- 1 słodki ziemniak, pokrojony spiralizerem
- 4 uncje czerwonej cebuli, posiekanej
- 6 uncji żółtej, pomarańczowej i czerwonej papryki, pokrojonej w cienkie paski
- Sól i czarny pieprz do smaku
- 4 łyżki tłuszczu z bekonu
- 3 ząbki czosnku, posiekane

Wskazówki:

1. Na blasze wyłożonej papierem do pieczenia rozłóż makaron z cukinii.

2. Dodać dynię, marchewkę, słodkie ziemniaki, cebulę i całą paprykę.
3. Dodać sól, pieprz i czosnek i wymieszać.
4. Dodać tłuszcz z boczku, ponownie wymieszać cały makaron, wstawić do piekarnika nagrzanego do 200 stopni F i piec przez 20 minut.
5. Przełożyć na talerze i od razu podawać jako dodatek do dań ketonowych.

Cieszyć się!

Odżywianie: kalorie 50, tłuszcz 1, błonnik 1, węglowodany 6, białko 2

Brukselka Z Musztardą I Czosnkiem

Znamy wiele świetnych keto dań z brukselki, ale to jest jeden z naszych ulubionych!

Czas przygotowania: 10 minut
Czas gotowania: 40 minut
Porcje: 4

Składniki:
- 1 funt brukselki, przyciętej i przekrojonej na pół
- Sól i czarny pieprz do smaku
- 1 łyżka aminokwasów kokosowych
- 1 łyżka musztardy Dijon
- 1 łyżka ząbków czosnku, posiekanych
- 1 łyżka ghee
- 1 główka ząbka czosnku, obrane i oddzielone od siebie
- 1 łyżka nasion kminku

Wskazówki:
1. Ułóż brukselkę na wyłożonej papierem blasze.
2. Dodać przeciśnięty przez praskę czosnek, cały czosnek, ghee, musztardę, sól, pieprz, aminokwasy kokosowe i kminek.

3. Bardzo dobrze wymieszaj, włóż do piekarnika nagrzanego do 200 stopni F i piecz przez 40 minut.
4. Przełóż na talerze i podawaj jako dodatek do pieczeni.

Cieszyć się!

Odżywianie: kalorie 70, tłuszcze 4, błonnik 2, węglowodany 4, białko 2,4

Niesamowity sos serowy

Świetnie komponuje się z daniami mięsnymi i rybnymi!

Czas przygotowania: 10 minut
Czas gotowania: 12 minut
Porcje: 8

Składniki:

- 2 łyżki ghee
- ¼ szklanki serka śmietankowego, miękkiego
- ¼ szklanki śmietany do ubijania
- ¼ szklanki startego sera Cheddar
- 2 łyżki wody
- Szczypta soli
- ¼ łyżeczki pieprzu cayenne
- ½ łyżeczki słodkiej papryki
- ½ łyżeczki proszku cebulowego
- ½ łyżeczki czosnku w proszku
- 4 łyżki posiekanej natki pietruszki

Wskazówki:

1. Rozgrzej patelnię z ghee na średnim ogniu.
2. Dodać śmietanę i dobrze wymieszać.

3. Dodać serek śmietankowy, wymieszać i doprowadzić do wrzenia.
4. Zdejmij z ognia, dodaj ser cheddar, wymieszaj, wróć do średniego ognia i gotuj przez 3-4 minuty.
5. Dodać wodę, szczyptę soli, pieprz cayenne, cebulę i czosnek w proszku, paprykę i pietruszkę, dobrze wymieszać, zdjąć z ognia i podawać z daniami mięsnymi lub rybnymi.

Cieszyć się!

Odżywianie: kalorie 200, tłuszcz 13, błonnik 0, węglowodany 1, białko 6

Smażona kalarepa

Czy słyszałeś kiedyś o tak smacznej przystawce ketonowej? Zwróć uwagę i dowiedz się, jak przygotować to proste danie!

Czas przygotowania: 10 minut
Czas gotowania: 10 minut
Porcje: 4

Składniki:
- 2 kalarepy, oczyszczone i pokrojone w cienkie plasterki
- Sól i czarny pieprz do smaku
- 1 łyżka posiekanej natki pietruszki
- 1 łyżka ghee
- 2 ząbki czosnku, posiekane

Wskazówki:
1. Wlej trochę wody do garnka i zagotuj na średnim ogniu.
2. Dodajemy plasterki kalarepy, gotujemy 5 minut, odcedzamy i przekładamy do miski.
3. Rozgrzej patelnię z ghee na średnim ogniu.
4. Dodać czosnek, wymieszać i smażyć 1 minutę.

5. Dodaj plasterki kalarepy, sól, pieprz i smaż, aż będą złote z obu stron.
6. Dodać natkę pietruszki, wymieszać, przełożyć na talerze i podawać na ciepło.

Cieszyć się!

Odżywianie: kalorie 87, tłuszcz 2,4, błonnik 3, węglowodany 5, białko 4

Pyszne frytki z rzepy

Te frytki zrobisz naprawdę szybko, a smakują wyśmienicie!

Czas przygotowania: 10 minut
Czas gotowania: 25 minut
Porcje: 4

Składniki:
- 2 funty rzepy, obrane i pokrojone w słupki
- Sól do smaku
- ¼ szklanki oliwy z oliwek

Na mieszankę przypraw:
- 2 łyżki chili w proszku
- 1 łyżeczka czosnku w proszku
- ½ łyżeczki oregano, suszonego
- 1 i ½ łyżeczki proszku cebulowego
- 1 i ½ łyżki kminku, mielonego

Wskazówki:
1. W misce wymieszaj proszek chili z cebulą i czosnkiem, kminkiem i oregano, dobrze wymieszaj.
2. Dodać laski pasternaku, dobrze je natrzeć i rozłożyć na wyłożonej papierem blasze.

3. Dopraw solą, skrop oliwą, dobrze wymieszaj i piecz w piekarniku nagrzanym na 350 stopni F przez 25 minut.
4. Pozostaw frytki z pasternaku do ostygnięcia przed podaniem jako dodatek do dań ketonowych.

Cieszyć się!

Odżywianie: kalorie 140, tłuszcz 2, błonnik 1, węglowodany 1, białko 6

Niesamowita irlandzka przystawka

To jest takie niesamowite i świeże!

Czas przygotowania: 10 minut
Czas gotowania: 15 minut
Porcje: 6

Składniki:
- 1 szklanka liści szpinaku
- 3 szklanki różyczek kalafiora
- ¼ szklanki śmietanki
- 4 łyżki ghee
- Sól i czarny pieprz do smaku
- ½ szklanki kwaśnej śmietany
- 1 awokado, wypestkowane i obrane

Wskazówki:
1. W żaroodpornej misce wymieszaj szpinak z różyczkami kalafiora, włóż do kuchenki mikrofalowej i gotuj przez 15 minut.
2. Awokado rozgnieć widelcem i dodaj do mieszanki szpinakowej.

3. Dodać także sól, pieprz, śmietanę, ghee i kwaśną śmietanę i zmiksować za pomocą blendera zanurzeniowego.
4. Przełożyć na talerze i podawać ze stekiem.

Cieszyć się!

Odżywianie: kalorie 190, tłuszcze 16, błonnik 7, węglowodany 3, białko 5

Cukinia pieczona dwa razy

Podawaj z daniem jagnięcym i ciesz się smakiem!

Czas przygotowania: 10 minut
Czas gotowania: 30 minut
Porcje: 4

Składniki:
- 2 cukinie przekrojone na połówki, a każdą połówkę na pół wzdłuż
- ¼ szklanki żółtej cebuli, posiekanej
- ½ szklanki sera Cheddar, startego
- 4 paski bekonu, ugotowane i pokruszone
- ¼ szklanki kwaśnej śmietany
- 2 uncje serka śmietankowego, miękkiego
- 1 łyżka posiekanej papryczki jalapeno
- Sól i czarny pieprz do smaku
- 2 łyżki ghee

Wskazówki:
1. Wydrążyć wnętrza cukinii, włożyć miąższ do miski i ułożyć pucharki cukinii w naczyniu do zapiekania.

2. Do miski dodać cebulę, ser cheddar, kruszonkę boczku, jalapeno, sól, pieprz, śmietanę, serek śmietankowy i ghee.
3. Bardzo dobrze wymieszaj, napełnij ćwiartki cukinii tą mieszanką, włóż do piekarnika nagrzanego do 150 stopni F i piecz przez 30 minut.
4. Rozłóż cukinię na talerzach i podawaj z kotletami jagnięcymi na boku.

Cieszyć się!

Odżywianie: kalorie 260, tłuszcz 22, błonnik 4, węglowodany 3, białko 10

Pyszny sos

Ten ketogeniczny sos boczny jest nie z tego świata!

Czas przygotowania: 10 minut
Czas gotowania: 10 minut
Porcje: 4

Składniki:

- 4 uncje kiełbasek, posiekanych
- Sól i czarny pieprz do smaku
- 1 szklanka gęstej śmietanki
- 2 łyżki ghee
- ½ łyżeczki gumy guar

Wskazówki:

1. Rozgrzej patelnię na średnim ogniu, dodaj kawałki kiełbasy, wymieszaj, smaż przez 4 minuty i przełóż na talerz.
2. Ponownie postaw patelnię na średnim ogniu, dodaj ghee i rozpuść je.
3. Dodać śmietanę, sól, pieprz i gumę guar, wymieszać i gotować, aż zacznie gęstnieć.

4. Włóż kiełbasę z powrotem na patelnię, dobrze wymieszaj, zdejmij z ognia i polej smaczny stek ketonowy.

Cieszyć się!

Odżywianie: kalorie 345, tłuszcz 34, błonnik 0, węglowodany 2, białko 4

Pilaw Z Grzybów I Konopi

To bardzo ciekawa i pyszna przystawka!

Czas przygotowania: 10 minut
Czas gotowania: 20 minut
Porcje: 4

Składniki:

- 2 łyżki ghee
- ¼ szklanki migdałów, pokrojonych w plasterki
- 3 grzyby, grubo posiekane
- 1 szklanka nasion konopi
- Sól i czarny pieprz do smaku
- ½ łyżeczki czosnku w proszku
- ½ szklanki bulionu z kurczaka
- ¼ łyżeczki natki pietruszki, suszonej

Wskazówki:

1. Rozgrzej patelnię z ghee na średnim ogniu, dodaj migdały i grzyby, wymieszaj i smaż przez 4 minuty.
2. Dodać nasiona konopi i wymieszać.

3. Dodać sól, pieprz, natkę pietruszki, czosnek w proszku i bulion, wymieszać, zmniejszyć ogień, przykryć patelnię i dusić, aż bulion się wchłonie.
4. Podzielić na talerze i podawać jako dodatek.

Cieszyć się!

Odżywianie: kalorie 324, tłuszcz 24, błonnik 15, węglowodany 2, białko 15

Sałatka azjatycka

Ma pyszny i niesamowity smak! Idealnie komponuje się z krewetkami ketonowymi!

Czas przygotowania: 30 minut
Czas gotowania: 10 minut
Porcje: 4

Składniki:

- 1 duży ogórek, pokrojony w cienkie plasterki
- 1 cebula dymka, posiekana
- 2 łyżki oleju kokosowego
- 1 opakowanie makaronu azjatyckiego
- 1 łyżka octu balsamicznego
- 1 łyżka oleju sezamowego
- ¼ łyżeczki płatków czerwonej papryki
- Sól i czarny pieprz do smaku
- 1 łyżeczka nasion sezamu

Wskazówki:

1. Makaron ugotować zgodnie z instrukcją na opakowaniu, odcedzić i dobrze wypłukać.

2. Rozgrzej patelnię z olejem kokosowym na średnim ogniu, dodaj makaron, przykryj patelnię i smaż przez 5 minut, aż będą wystarczająco chrupiące.
3. Przełóż je na ręczniki papierowe i odsącz z tłuszczu.
4. W misce wymieszaj plastry ogórka z dymką, płatkami papryki, octem, olejem sezamowym, ziarnami sezamu, solą, pieprzem i makaronem.
5. Dobrze wymieszaj, przechowuj w lodówce przez 30 minut i podawaj jako dodatek do grillowanych krewetek.

Cieszyć się!

Odżywianie: kalorie 400, tłuszcz 34, błonnik 2, węglowodany 4, białko 2

Mieszane danie wegetariańskie

Podawaj ze smacznym keto stekiem!

Czas przygotowania: 10 minut
Czas gotowania: 10 minut
Porcje: 4

Składniki:

- 14 uncji grzybów, pokrojonych w plasterki
- 3 uncje różyczek brokułów
- 3,5 uncji groszku cukrowego
- 6 łyżek oliwy z oliwek
- Sól i czarny pieprz do smaku
- 3 uncje papryki, pokrojonej w paski
- 3 uncje szpinaku, podartego
- 2 łyżki czosnku, posiekanego
- 2 łyżki pestek dyni
- Szczypta płatków czerwonej papryki

Wskazówki:

1. Rozgrzej patelnię z oliwą na średnim ogniu, dodaj czosnek, wymieszaj i smaż przez 1 minutę.
2. Dodać grzyby, wymieszać i smażyć jeszcze 3 minuty.

3. Dodać brokuły i wszystko wymieszać.
4. Dodać groszek i paprykę i ponownie wymieszać.
5. Dodać sól, pieprz, pestki dyni i płatki papryki, wymieszać i smażyć kilka minut.
6. Dodać szpinak, delikatnie wymieszać, smażyć kilka minut, rozłożyć na talerze i podawać jako dodatek.

Cieszyć się!

Odżywianie: kalorie 247, tłuszcze 23, błonnik 4, węglowodany 3, białko 7

Niesamowita polenta kalafiorowa

To powinno być bardzo interesujące! Nauczmy się, jak to przygotować!

Czas przygotowania: 10 minut
Czas gotowania: 1 godzina
Porcje: 2

Składniki:

- 1 główka kalafiora, różyczki oddzielone i posiekane
- ¼ szklanki orzechów laskowych
- 1 łyżka oliwy z oliwek + 2 łyżeczki oliwy z oliwek z pierwszego tłoczenia
- 1 mała żółta cebula, posiekana
- 3 szklanki posiekanych grzybów shiitake
- 4 ząbki czosnku
- 3 łyżki drożdży odżywczych
- ½ szklanki wody
- Posiekana natka pietruszki do podania

Wskazówki:

1. Rozłóż orzechy laskowe na wyłożonej papierem blasze do pieczenia, włóż do piekarnika nagrzanego do 150 stopni F i piecz przez 10 minut.
2. Wyjmij orzechy laskowe z piekarnika, pozostaw je do ostygnięcia, posiekaj i odłóż na bok.
3. Rozłóż różyczki kalafiora na blasze do pieczenia, skrop 1 łyżeczką oleju, włóż do piekarnika nagrzanego do 200 stopni F i piecz przez 30 minut.
4. W misce wymieszaj olej z ½ łyżeczki oleju i wymieszaj.
5. Połóż ząbki czosnku na folii aluminiowej, skrop ½ łyżeczki oleju i zawiń.
6. Obok kalafiora rozłóż cebulę, na blachę do pieczenia włóż także zawinięty czosnek, włóż wszystko do piekarnika i piecz przez 20 minut.
7. Rozgrzej patelnię z resztą oleju na średnim ogniu, dodaj grzyby, wymieszaj i smaż przez 8 minut.
8. Wyjmij kalafior z piekarnika i przełóż go do robota kuchennego.
9. Rozwiń czosnek, obierz i również dodaj do robota kuchennego.
10. Dodać cebulę, drożdże, sól i pieprz i wszystko dobrze wymieszać.
11. Rozłóż polentę na talerzach, posyp grzybami, orzechami laskowymi i natką pietruszki i podawaj jako dodatek.

Cieszyć się!

Odżywianie: kalorie 342, tłuszcz 21, błonnik 12, węglowodany 3, białko 14

Niesamowita przystawka

To całkowicie Cię zaskoczy!

Czas przygotowania: 10 minut
Czas gotowania: 4 godziny i 20 minut
Porcje: 8

Składniki:

- 2 szklanki mąki migdałowej
- 2 łyżki odżywki białkowej w proszku
- ¼ szklanki mąki kokosowej
- ½ łyżeczki czosnku w proszku
- 2 łyżeczki proszku do pieczenia
- 1 i ¼ szklanki sera Cheddar, startego
- 2 jajka
- ¼ szklanki roztopionego ghee
- ¾ szklanki wody

Na farsz:

- ½ szklanki żółtej cebuli, posiekanej
- 2 łyżki ghee
- 1 czerwona papryka, posiekana
- 1 papryczka jalapeno, posiekana

- Sól i czarny pieprz do smaku
- 12 uncji posiekanej kiełbasy
- 2 jajka
- ¾ szklanki bulionu z kurczaka
- ¼ szklanki śmietany do ubijania

Wskazówki:

1. W misce wymieszaj mąkę kokosową z białkiem serwatkowym, mąką migdałową, czosnkiem w proszku, proszkiem do pieczenia i 1 szklanką sera cheddar i wszystko wymieszaj.
2. Dodaj wodę, 2 jajka i ¼ szklanki ghee i dobrze wymieszaj.
3. Przenieś to do natłuszczonej formy do pieczenia, posyp resztą sera Cheddar, włóż do piekarnika nagrzanego do 150 stopni F i piecz przez 30 minut.
4. Pozostaw chleb do ostygnięcia na 15 minut i pokrój w kostkę.
5. Rozłóż kostki chleba na wyłożonej papierem blasze, włóż do piekarnika nagrzanego do 200 stopni F i piecz przez 3 godziny.
6. Wyjmij kostki chleba z piekarnika i odłóż je na bok.
7. Rozgrzej patelnię z 2 łyżkami ghee na średnim ogniu, dodaj cebulę, wymieszaj i smaż przez 4 minuty.
8. Dodaj jalapeno i czerwoną paprykę, wymieszaj i smaż przez 5 minut.
9. Dodać sól i pieprz, wymieszać i przełożyć wszystko do miski.
10. Rozgrzej tę samą patelnię na średnim ogniu, dodaj kiełbasę, wymieszaj i smaż przez 10 minut.

11. Przełożyć do miski z warzywami, dodać bulion, chleb i wszystko wymieszać.
12. W osobnej misce ubij 2 jajka z solą, pieprzem i śmietaną.
13. Dodaj to do mieszanki kiełbasowo-chlebowej, wymieszaj, przenieś do natłuszczonej formy do pieczenia, włóż do piekarnika nagrzanego do 150 stopni F i piecz przez 30 minut.
14. Podawać na gorąco jako dodatek.

Cieszyć się!

Odżywianie: kalorie 340, tłuszcze 4, błonnik 6, węglowodany 3,4, białko 7

Specjalne grzyby

To takie pyszne! Musisz spróbować, aby zobaczyć!

Czas przygotowania: 10 minut
Czas gotowania: 30 minut
Porcje: 4

Składniki:

- 4 łyżki ghee
- 16 uncji młodych grzybów
- Sól i czarny pieprz do smaku
- 3 łyżki cebuli, suszonej
- 3 łyżki płatków pietruszki
- 1 łyżeczka czosnku w proszku

Wskazówki:

1. W misce wymieszaj płatki pietruszki z cebulą, solą, pieprzem i czosnkiem w proszku, wymieszaj.
2. W drugiej misce wymieszaj grzyby z roztopionym ghee i wymieszaj.
3. Dodaj mieszankę przypraw, dobrze wymieszaj, rozłóż na wyłożonej blachą do pieczenia, włóż do piekarnika nagrzanego do 300 stopni F i piecz przez 30 minut.

4. Podawać jako dodatek do smacznej pieczeni ketonowej.

Cieszyć się!

Odżywianie: kalorie 152, tłuszcze 12, błonnik 5, węglowodany 6, białko 4

Fasolka szparagowa i smakowity winegret

Ten keto dodatek będzie naprawdę niesamowity!

Czas przygotowania: 10 minut
Czas gotowania: 12 minut
Porcja: 8

Składniki:

- 2 uncje chorizo, posiekane
- 1 ząbek czosnku, posiekany
- 1 łyżeczka soku z cytryny
- 2 łyżeczki wędzonej papryki
- ½ szklanki octu kokosowego
- 4 łyżki oleju z orzechów makadamia
- ¼ łyżeczki kolendry, mielonej
- Sól i czarny pieprz do smaku
- 2 łyżki oleju kokosowego
- 2 łyżki bulionu wołowego
- 2 funty zielonej fasolki

Wskazówki:

1. W blenderze wymieszaj chorizo z solą, pieprzem, octem, czosnkiem, sokiem z cytryny, papryką i kolendrą i dobrze zmiksuj.
2. Dodaj bulion i olej z orzechów makadamia i ponownie wymieszaj.
3. Rozgrzej patelnię z olejem kokosowym na średnim ogniu, dodaj fasolkę szparagową i mieszankę chorizo, zamieszaj i smaż przez 10 minut.
4. Podzielić na talerze i podawać.

Cieszyć się!

Odżywianie:kalorie 160, tłuszcze 12, błonnik 4, węglowodany 6, białko 4

Przystawka z duszonego bakłażana

Spróbuj tej wietnamskiej przystawki ketonowej!

Czas przygotowania: 10 minut
Czas gotowania: 15 minut
Porcje: 4

Składniki:

- 1 duży bakłażan azjatycki, pokrojony na średnie kawałki
- 1 żółta cebula, pokrojona w cienkie plasterki
- 2 łyżki oleju roślinnego
- 2 łyżeczki czosnku, posiekanego
- ½ szklanki sosu wietnamskiego
- ½ szklanki wody
- 2 łyżeczki pasty chili
- ¼ szklanki mleka kokosowego
- 4 zielone cebule, posiekane

Na sos wietnamski:

- 1 łyżeczka cukru palmowego
- ½ szklanki bulionu z kurczaka
- 2 łyżki sosu rybnego

Wskazówki:
1. Wlać bulion na patelnię i podgrzać na średnim ogniu.
2. Dodać cukier i sos rybny, dobrze wymieszać i na razie odstawić.
3. Rozgrzej patelnię na średnim ogniu, dodaj kawałki bakłażana, smaż przez 2 minuty i przełóż na talerz.
4. Ponownie rozgrzej patelnię z oliwą na średnim ogniu, dodaj żółtą cebulę i czosnek, wymieszaj i smaż przez 2 minuty.
5. Wrócić kawałki bakłażana i gotować przez 2 minuty.
6. Dodać wodę, przygotowany wcześniej sos wietnamski, pastę chili i mleko kokosowe, wymieszać i gotować przez 5 minut.
7. Dodać cebulę, wymieszać, smażyć jeszcze 1 minutę, przełożyć na talerze i podawać jako dodatek.

Cieszyć się!

Odżywianie: kalorie 142, tłuszcze 7, błonnik 4, węglowodany 5, białko 3

Suflety Cheddar

Jeśli jesteś na diecie ketogenicznej, koniecznie musisz spróbować tego dodatku! Podawać ze stekiem na boku!

Czas przygotowania: 10 minut
Czas gotowania: 25 minut
Porcje: 8

Składniki:

- ¾ szklanki gęstej śmietanki
- 2 szklanki sera cheddar, startego
- 6 jaj
- Sól i czarny pieprz do smaku
- ¼ łyżeczki kremu z kamienia nazębnego
- Szczypta pieprzu cayenne
- ½ łyżeczki gumy ksantanowej
- 1 łyżeczka musztardy w proszku
- ¼ szklanki szczypiorku, posiekanego
- ½ szklanki mąki migdałowej
- Spray do gotowania

Wskazówki:

1. W misce wymieszaj mąkę migdałową z solą, pieprzem, musztardą, gumą ksantanową i cayenne i dobrze wymieszaj.
2. Dodać ser, śmietanę, szczypiorek, jajka i krem z kamienia nazębnego i ponownie dobrze wymieszać.
3. Nasmaruj 8 kokilek sprayem do gotowania, polej mieszanką sera cheddar i szczypiorku, włóż do piekarnika nagrzanego do 150 stopni F i piecz przez 25 minut.
4. Podawaj suflety ze smacznym keto stekiem.

Cieszyć się!

Odżywianie:kalorie 288, tłuszcz 23, błonnik 1, węglowodany 3,3, białko 14

Smaczna sałatka z kalafiora

To znacznie lepsze, niż możesz sobie wyobrazić!

Czas przygotowania: 10 minut
Czas gotowania: 5 minut
Porcje: 10

Składniki:

- 21 uncji kalafiora, różyczki oddzielone
- Sól i czarny pieprz do smaku
- 1 szklanka posiekanej czerwonej cebuli
- 1 szklanka selera, posiekanego
- 2 łyżki octu jabłkowego
- 1 łyżeczka splendy
- 4 jajka ugotowane na twardo, obrane i posiekane
- 1 szklanka majonezu
- 1 łyżka wody

Wskazówki:

1. Włóż różyczki kalafiora do żaroodpornej miski, zalej wodą, przykryj i gotuj w kuchence mikrofalowej przez 5 minut.
2. Odstawić na kolejne 5 minut i przełożyć do salaterki.

3. Dodać seler, jajka i cebulę, delikatnie wymieszać.
4. W misce wymieszaj majonez z solą, pieprzem, splendą i octem i dobrze wymieszaj.
5. Dodaj to do sałatki, dobrze wymieszaj i od razu podawaj z sałatką.

Cieszyć się!

Odżywianie:kalorie 211, tłuszcz 20, błonnik 2, węglowodany 3, białko 4

niesamowity ryż

Nie martw się! To nie jest zrobione z prawdziwego ryżu!

Czas przygotowania: 10 minut
Czas gotowania: 30 minut
Porcje: 4

Składniki:

- 1 główka kalafiora, różyczki oddzielone
- Sól i czarny pieprz do smaku
- 10 uncji mleka kokosowego
- ½ szklanki wody
- 2 plasterki imbiru
- 2 łyżki wiórków kokosowych, uprażonych

Wskazówki:

1. Włóż kalafior do robota kuchennego i zmiksuj.
2. Ryż kalafiorowy przełożyć na ręcznik kuchenny, dobrze docisnąć i odstawić.
3. Podgrzej garnek z mlekiem kokosowym na średnim ogniu.
4. Dodać wodę i imbir, wymieszać i doprowadzić do wrzenia.

5. Dodać kalafior, wymieszać i gotować 30 minut.
6. Wyrzucić imbir, dodać sól, pieprz i wiórki kokosowe, delikatnie wymieszać, rozdzielić na talerze i podawać jako dodatek do dania na bazie drobiu.

Cieszyć się!

Odżywianie: kalorie 108, tłuszcze 3, błonnik 6, węglowodany 5, białko 9

Przepisy na ketogeniczne przekąski i przekąski

Pyszne marynowane jajka

To jest fakt! Są pyszne!

Czas przygotowania: 2 godziny i 10 minut
Czas gotowania: 7 minut
Porcje: 4

Składniki:

- 6 jaj
- 1 i ¼ szklanki wody
- ¼ szklanki niesłodzonego octu ryżowego
- 2 łyżki aminokwasów kokosowych
- Sól i czarny pieprz do smaku
- 2 ząbki czosnku, posiekane
- 1 łyżeczka stewii
- 4 uncje sera śmietankowego
- 1 łyżka szczypiorku, posiekanego

Wskazówki:

1. Jajka włóż do garnka, zalej wodą do przykrycia, zagotuj na średnim ogniu, przykryj i gotuj przez 7 minut.
2. Jajka opłucz zimną wodą i odłóż na bok, aby ostygły.

3. W misce wymieszaj 1 szklankę wody z aminokwasami kokosowymi, octem, stewią i czosnkiem i dobrze wymieszaj.
4. Do tej mieszanki włóż jajka, przykryj ręcznikiem kuchennym i odstaw na 2 godziny, obracając od czasu do czasu.
5. Jajka obierz, przekrój na połówki i włóż żółtka do miski.
6. Dodaj ¼ szklanki wody, serek śmietankowy, sól, pieprz i szczypiorek i dobrze wymieszaj.
7. Napełnij białka jaj tą mieszanką i podawaj.

Cieszyć się!

Odżywianie: kalorie 210, tłuszcze 3, błonnik 1, węglowodany 3, białko 12

Dip Kiełbasa I Ser

To świetny pomysł na przystawkę lub przekąskę!

Czas przygotowania: 10 minut
Czas gotowania: 2 godziny i 10 minut
Porcje: 28

Składniki:

- 8 uncji sera śmietankowego
- Szczypta soli i czarnego pieprzu
- 16 uncji kwaśnej śmietany
- 8 uncji sera pieprzowego, posiekanego
- 15 uncji pomidorów z puszki zmieszanych z habanero
- 1 funt włoskiej kiełbasy, mielonej
- ¼ szklanki posiekanej zielonej cebuli

Wskazówki:

1. Rozgrzej patelnię na średnim ogniu, dodaj kiełbasę, wymieszaj i smaż, aż się zarumieni.
2. Dodajemy mieszankę pomidorową, mieszamy i smażymy jeszcze 4 minuty.
3. Dodać szczyptę soli, pieprzu i zielonej cebuli, wymieszać i smażyć przez 4 minuty.

4. Rozłóż ser pieprzowy na dnie wolnowaru.
5. Dodać serek śmietankowy, mieszankę kiełbasianą i śmietanę, przykryć i gotować na poziomie Wysokim przez 2 godziny.
6. Odkryj wolnowar, zamieszaj, przełóż do miski i podawaj.

Cieszyć się!

Odżywianie: kalorie 144, tłuszcz 12, błonnik 1, węglowodany 3, białko 6

Smaczny dip z cebuli i kalafiora

To naprawdę niesamowite połączenie! Spróbuj!

Czas przygotowania: 2 godziny 10 minut
Czas gotowania: 30 minut
Porcje: 24

Składniki:
- 1 i ½ szklanki bulionu z kurczaka
- 1 główka kalafiora, różyczki oddzielone
- ¼ szklanki majonezu
- ½ szklanki żółtej cebuli, posiekanej
- ¾ szklanki serka śmietankowego
- ½ łyżeczki chili w proszku
- ½ łyżeczki kminku, mielonego
- ½ łyżeczki czosnku w proszku
- Sól i czarny pieprz do smaku

Wskazówki:
1. Bulion włóż do garnka, dodaj kalafior i cebulę, podgrzej na średnim ogniu i gotuj przez 30 minut.
2. Dodać chili w proszku, sól, pieprz, kminek i czosnek w proszku i wymieszać.

3. Dodajemy również serek śmietankowy i chwilę mieszamy, aż się rozpuści.
4. Zmiksuj za pomocą blendera zanurzeniowego i wymieszaj z majonezem.
5. Przełożyć do miski i wstawić do lodówki na 2 godziny przed podaniem.

Cieszyć się!

Odżywianie: kalorie 60, tłuszcz 4, błonnik 1, węglowodany 1, białko 1

Pyszne krakersy z pesto

To jedna z najsmaczniejszych keto przekąsek wszechczasów!

Czas przygotowania: 10 minut
Czas gotowania: 17 minut
Porcje: 6

Składniki:

- ½ łyżeczki proszku do pieczenia
- Sól i czarny pieprz do smaku
- 1 i ¼ szklanki mąki migdałowej
- ¼ łyżeczki bazylii, suszonej
- 1 ząbek czosnku, posiekany
- 2 łyżki pesto bazyliowego
- Szczypta pieprzu cayenne
- 3 łyżki ghee

Wskazówki:

1. W misce wymieszaj sól, pieprz, proszek do pieczenia i mąkę migdałową.
2. Dodać czosnek, cayenne i bazylię, wymieszać.
3. Dodać pesto i ubić.
4. Dodaj także ghee i wymieszaj ciasto palcem.

5. Rozłóż ciasto na wyłożonej blachą do pieczenia, włóż do piekarnika nagrzanego do 325 stopni F i piecz przez 17 minut.
6. Odstaw do ostygnięcia, pokrój krakersy i podawaj jako przekąskę.

Cieszyć się!

Odżywianie: kalorie 200, tłuszcz 20, błonnik 1, węglowodany 4, białko 7

Babeczki dyniowe

Tę przekąskę możesz zabrać nawet do biura!

Czas przygotowania: 10 minut
Czas gotowania: 15 minut
Porcje: 18

Składniki:

- ¼ szklanki masła z nasion słonecznika
- ¾ szklanki puree z dyni
- 2 łyżki siemienia lnianego
- ¼ szklanki mąki kokosowej
- ½ szklanki erytrytolu
- ½ łyżeczki gałki muszkatołowej, zmielonej
- 1 łyżeczka cynamonu, zmielonego
- ½ łyżeczki sody oczyszczonej
- 1 jajko
- ½ łyżeczki proszku do pieczenia
- Szczypta soli

Wskazówki:

1. W misce wymieszaj masło z puree dyniowym i jajkiem, dobrze wymieszaj.

2. Dodać siemię lniane, mąkę kokosową, erytrytol, sodę oczyszczoną, proszek do pieczenia, gałkę muszkatołową, cynamon i szczyptę soli i dobrze wymieszać.
3. Włóż łyżką do natłuszczonej formy do muffinów, włóż do piekarnika nagrzanego do 350 stopni F i piecz przez 15 minut.
4. Pozostaw muffinki do ostygnięcia i podawaj jako przekąskę.

Cieszyć się!

Odżywianie: kalorie 50, tłuszcze 3, błonnik 1, węglowodany 2, białko 2

Pyszne bombki

Tę przekąskę można łatwo zrobić! Spróbuj!

Czas przygotowania: 10 minut
Czas gotowania: 0 minut
Porcje: 6

Składniki:

- 8 czarnych oliwek, wypestkowanych i posiekanych
- Sól i czarny pieprz do smaku
- 2 łyżki pesto z suszonych pomidorów
- 14 plasterków pepperoni, posiekanych
- 4 uncje sera śmietankowego
- 1 łyżka posiekanej bazylii

Wskazówki:

1. W misce wymieszaj serek śmietankowy z solą, pieprzem, pepperoni, bazylią, pesto z suszonych pomidorów i czarnymi oliwkami, dobrze wymieszaj.
2. Z tej mieszanki uformuj kulki, ułóż na talerzu i podawaj.

Cieszyć się!

Odżywianie: kalorie 110, tłuszcz 10, błonnik 0, węglowodany 1,4, białko 3

Specjalne chipsy tortilla

To wyjątkowy przepis na keto przekąskę!

Czas przygotowania: 10 minut
Czas gotowania: 14 minut
Porcje: 6

Składniki:

Na tortille:

- 2 łyżeczki oliwy z oliwek
- 1 szklanka mączki z nasion lnu
- 2 łyżki proszku z łuski psyllium
- ¼ łyżeczki gumy ksantanowej
- 1 szklanka wody
- ½ łyżeczki curry w proszku
- 3 łyżeczki mąki kokosowej

Dla chipsów:

- 6 tortilli z siemieniem lnianym
- Sól i czarny pieprz do smaku
- 3 łyżki oleju roślinnego
- Świeża salsa do podania
- Śmietana do podania

Wskazówki:
1. W misce wymieszaj siemię lniane z proszkiem psyllium, oliwą z oliwek, gumą ksantanową, wodą i proszkiem curry i mieszaj, aż uzyskasz elastyczne ciasto.
2. Rozłóż mąkę kokosową na powierzchni roboczej.
3. Ciasto podzielić na 6 części, każdą położyć na blacie, rozwałkować na okrąg i pokroić na 6 części.
4. Rozgrzej patelnię z olejem roślinnym na średnim ogniu, dodaj chipsy tortilla, smaż przez 2 minuty z każdej strony i przełóż na ręczniki papierowe.
5. Chipsy tortilla włóż do miski, dopraw solą i pieprzem, podawaj ze świeżą salsą i kwaśną śmietaną.

Cieszyć się!

Odżywianie: kalorie 30, tłuszcze 3, błonnik 1,2, węglowodany 0,5, białko 1

Niesamowite kulki Jalapeno

Są łatwe do wykonania, ale jakie mają smak i smak!

Czas przygotowania: 10 minut
Czas gotowania: 10 minut
Porcje: 3

Składniki:
- 3 plasterki bekonu
- 3 uncje sera śmietankowego
- ¼ łyżeczki proszku cebulowego
- Sól i czarny pieprz do smaku
- 1 papryczka jalapeno, posiekana
- ½ łyżeczki natki pietruszki, suszonej
- ¼ łyżeczki czosnku w proszku

Wskazówki:
1. Rozgrzej patelnię na średnim ogniu, dodaj boczek, smaż, aż będzie chrupiący, przełóż na ręczniki papierowe, odsącz z tłuszczu i pokrusz.
2. Zachowaj tłuszcz z bekonu z patelni.

3. W misce wymieszaj serek śmietankowy z papryczką jalapeno, cebulą i czosnkiem w proszku, natką pietruszki, solą i pieprzem, dobrze wymieszaj.
4. Dodać tłuszcz z boczku i pokruszone kawałki boczku, delikatnie wymieszać, z powstałej mieszanki uformować kulki i podawać.

Cieszyć się!

Odżywianie: kalorie 200, tłuszcz 18, błonnik 1, węglowodany 2, białko 5

Muffinki Cheeseburgerowe

To świetna keto przekąska na sportowy wieczór!

Czas przygotowania: 10 minut
Czas gotowania: 30 minut
Porcje: 9

Składniki:
- ½ szklanki mąki lnianej
- ½ szklanki mąki migdałowej
- Sól i czarny pieprz do smaku
- 2 jajka
- 1 łyżeczka proszku do pieczenia
- ¼ szklanki kwaśnej śmietany

Do napełniania:
- ½ łyżeczki proszku cebulowego
- 16 uncji mielonej wołowiny
- Sól i czarny pieprz do smaku
- 2 łyżki koncentratu pomidorowego
- ½ łyżeczki czosnku w proszku
- ½ szklanki startego sera Cheddar
- 2 łyżki musztardy

Wskazówki:
1. W misce wymieszaj mąkę migdałową z siemieniem lnianym, solą, pieprzem i proszkiem do pieczenia, wymieszaj.
2. Dodać jajka i śmietanę i bardzo dobrze wymieszać.
3. Podzielić je do natłuszczonej formy na muffiny i dobrze docisnąć palcami.
4. Rozgrzej patelnię na średnim ogniu, dodaj wołowinę, wymieszaj i smaż przez kilka minut.
5. Dodać sól, pieprz, cebulę w proszku, czosnek w proszku i koncentrat pomidorowy i dobrze wymieszać.
6. Gotuj jeszcze przez 5 minut i zdejmij z ognia.
7. Napełnij skórki babeczek tą mieszanką, włóż do piekarnika nagrzanego do 350 stopni F i piecz przez 15 minut.
8. Posmaruj serem, ponownie włóż do piekarnika i piecz babeczki jeszcze przez 5 minut.
9. Podawać z musztardą i ulubionymi dodatkami.

Cieszyć się!

Odżywianie: kalorie 245, tłuszcz 16, błonnik 6, węglowodany 2, białko 14

Smaczny dip do pizzy

Pokochasz ten wspaniały dip!

Czas przygotowania: 10 minut
Czas gotowania: 20 minut
Porcje: 4

Składniki:

- 4 uncje serka śmietankowego, miękkiego
- ½ szklanki sera mozzarella
- ¼ szklanki kwaśnej śmietany
- Sól i czarny pieprz do smaku
- 1/2 szklanki sosu pomidorowego
- ¼ szklanki majonezu
- ¼ szklanki startego parmezanu
- 1 łyżka zielonej papryki, posiekanej
- 6 plasterków pepperoni, posiekanych
- ½ łyżeczki przyprawy włoskiej
- 4 czarne oliwki, wypestkowane i posiekane

Wskazówki:

1. W misce wymieszaj serek śmietankowy z mozzarellą, kwaśną śmietaną, majonezem, solą i pieprzem i dobrze wymieszaj.
2. Rozłóż to na 4 kokilki, dodaj warstwę sosu pomidorowego, następnie ułóż parmezan, posyp papryką, pepperoni, przyprawą włoską i czarnymi oliwkami.
3. Wstawić do piekarnika nagrzanego do 350 stopni F i piec 20 minut.
4. Podawać na ciepło.

Cieszyć się!

Odżywianie:kalorie 400, tłuszcz 34, błonnik 4, węglowodany 4, białko 15

Niesamowita przekąska Keto Muffins

Każdy docenia wspaniały poczęstunek! Wypróbuj ten wkrótce!

Czas przygotowania: 10 minut
Czas gotowania: 15 minut
Porcje: 20

Składniki:

- ½ szklanki mąki lnianej
- ½ szklanki mąki migdałowej
- 3 łyżki odchylenia
- 1 łyżka proszku psyllium
- Szczypta soli
- Spray do gotowania
- ¼ łyżeczki proszku do pieczenia
- 1 jajko
- ¼ szklanki mleka kokosowego
- 1/3 szklanki kwaśnej śmietany
- 3 hot dogi pokrojone na 20 kawałków

Wskazówki:

1. W misce wymieszaj siemię lniane z mąką, sproszkowaną babką płesznik, solą i proszkiem do pieczenia, wymieszaj.
2. Dodaj jajko, śmietanę i mleko kokosowe i dobrze wymieszaj.
3. Nasmaruj blachę do muffinów olejem kuchennym, podziel ciasto, które właśnie zrobiłeś, włóż kawałek hot doga w środek każdej muffinki, włóż do piekarnika nagrzanego do 150 stopni F i piecz przez 12 minut.
4. Smaż na rozgrzanym grillu jeszcze przez 3 minuty, rozłóż na talerzu i podawaj.

Cieszyć się!

Odżywianie: kalorie 80, tłuszcz 6, błonnik 1, węglowodany 1, białko 3

Niesamowita smażona przekąska Queso

To chrupiąca i smaczna keto przekąska!

Czas przygotowania: 10 minut
Czas gotowania: 10 minut
Porcje: 6

Składniki:

- 2 uncje oliwek, wypestkowanych i posiekanych
- 5 uncji queso Blanco, pokrojonego w kostkę i zamrażaj na kilka minut
- Szczypta płatków czerwonej papryki
- 1 i ½ łyżki oliwy z oliwek

Wskazówki:

1. Rozgrzej patelnię z olejem na średnim ogniu, dodaj kostki queso i smaż, aż spód lekko się roztopi.
2. Przewracaj kostki szpatułką i posypuj czarnymi oliwkami.
3. Kostki zostaw, żeby jeszcze chwilę podsmażyły, przewróć, posyp płatkami czerwonej papryki i smaż, aż będą chrupiące.

4. Przewróć, smaż z drugiej strony, aż będzie również chrupiący, przełóż na deskę do krojenia, pokrój w małe bloki i podawaj jako przekąskę.

Cieszyć się!

Odżywianie: kalorie 500, tłuszcz 43, błonnik 4, węglowodany 2, białko 30

Klon I Pecan Bary

To bardzo zdrowa keto przekąska, którą wkrótce wypróbujesz!

Czas przygotowania: 10 minut
Czas gotowania: 25 minut
Porcje: 12

Składniki:

- ½ szklanki mąki lnianej
- 2 szklanki orzechów pekan, prażonych i pokruszonych
- 1 szklanka mąki migdałowej
- ½ szklanki oleju kokosowego
- ¼ łyżeczki stewii
- ½ szklanki wiórków kokosowych, posiekanych
- ¼ szklanki „syropu klonowego"

Na syrop klonowy:

- ¼ szklanki erytrytolu
- 2 i ¼ łyżeczki oleju kokosowego
- 1 łyżka ghee
- ¼ łyżeczki gumy ksantanowej
- ¾ szklanki wody
- 2 łyżeczki ekstraktu klonowego

- ½ łyżeczki ekstraktu waniliowego

Wskazówki:

1. W żaroodpornej misce wymieszaj ghee z 2 i ¼ łyżeczki oleju kokosowego i gumy ksantanowej, wymieszaj, włóż do kuchenki mikrofalowej i podgrzewaj przez 1 minutę.
2. Dodać erytrytol, wodę, ekstrakt klonowy i waniliowy, dobrze wymieszać i podgrzewać w kuchence mikrofalowej jeszcze przez 1 minutę.
3. W misce wymieszaj siemię lniane z mąką kokosową i migdałową, wymieszaj.
4. Dodać orzechy pekan i ponownie wymieszać.
5. Dodaj ¼ szklanki „syropu klonowego", stewii i ½ szklanki oleju kokosowego i dobrze wymieszaj.
6. Rozłóż to w naczyniu do pieczenia, dobrze dociśnij, włóż do piekarnika nagrzanego do 350 stopni F i piecz przez 25 minut.
7. Odstawić do ostygnięcia, pokroić na 12 batoników i podawać jako keto przekąskę.

Cieszyć się!

Odżywianie: kalorie 300, tłuszcze 30, błonnik 12, węglowodany 2, białko 5

Niesamowita przekąska z nasionami Chia

Wypróbuj te smaczne krakersy już dziś!

Czas przygotowania: 10 minut
Czas gotowania: 35 minut
Porcje: 36

Składniki:
- 1 i ¼ szklanki wody z lodem
- ½ szklanki nasion chia, zmielonych
- 3 uncje sera cheddar, tartego
- ¼ łyżeczki gumy ksantanowej
- 2 łyżki oliwy z oliwek
- 2 łyżki proszku z łuski psyllium
- ¼ łyżeczki oregano, suszonego
- ¼ łyżeczki czosnku w proszku
- ¼ łyżeczki proszku cebulowego
- Sól i czarny pieprz do smaku
- ¼ łyżeczki słodkiej papryki

Wskazówki:
1. W misce wymieszaj nasiona chia z gumą ksantanową, sproszkowanym psyllium, oregano, sproszkowanym

czosnkiem i cebulą, papryką, solą i pieprzem, wymieszaj.
2. Dodaj olej i dobrze wymieszaj.
3. Dodaj wodę z lodem i mieszaj, aż uzyskasz zwarte ciasto.
4. Rozłóż to na blasze do pieczenia, włóż do piekarnika nagrzanego do 350 stopni F i piecz przez 35 minut.
5. Odstawić do ostygnięcia, pokroić na 36 krakersów i podawać jako keto przekąskę.

Cieszyć się!

Odżywianie: kalorie 50, tłuszcz 3, błonnik 1, węglowodany 0,1, białko 2

Proste tarty pomidorowe

To proste, ale bardzo smaczne keto przekąski!

Czas przygotowania: 10 minut
Czas gotowania: 1 godzina i 10 minut
Porcje: 12

Składniki:
- ¼ szklanki oliwy z oliwek
- 2 pomidory, pokrojone w plasterki
- Sól i czarny pieprz do smaku

Dla bazy:
- 5 łyżek ghee
- 1 łyżka łuski psyllium
- ½ szklanki mąki migdałowej
- 2 łyżki mąki kokosowej
- Szczypta soli

Do napełniania:
- 2 łyżeczki czosnku, posiekanego
- 3 łyżeczki tymianku, posiekanego
- 2 łyżki oliwy z oliwek
- 3 uncje sera koziego, pokruszonego

- 1 mała cebula, pokrojona w cienkie plasterki

Wskazówki:

1. Rozłóż plasterki pomidora na wyłożonej papierem blasze do pieczenia, dopraw solą i pieprzem, skrop ¼ szklanki oliwy z oliwek, włóż do piekarnika nagrzanego do 200 stopni F i piecz przez 40 minut.
2. W międzyczasie w robocie kuchennym wymieszaj mąkę migdałową z łuską psyllium, mąką kokosową, solą, pieprzem i zimnym masłem i mieszaj, aż uzyskasz ciasto.
3. Ciasto rozłóż do silikonowych foremek na babeczki, dobrze dociśnij, włóż do piekarnika nagrzanego do 350 stopni F i piecz przez 20 minut.
4. Wyjmij babeczki z piekarnika i odłóż na bok.
5. Wyjmij również plasterki pomidora z piekarnika i lekko ostudź.
6. Rozłóż plasterki pomidora na wierzchu babeczek.
7. Rozgrzej patelnię z 2 łyżkami oliwy z oliwek na średnim ogniu, dodaj cebulę, wymieszaj i smaż przez 4 minuty.
8. Dodać czosnek i tymianek, wymieszać, smażyć jeszcze 1 minutę i zdjąć z ognia.
9. Rozłóż tę mieszankę na plasterkach pomidora.
10. Posyp kozim serem, włóż ponownie do piekarnika i piecz w temperaturze 150 stopni F przez kolejne 5 minut.
11. Ułożyć na talerzu i podawać.

Cieszyć się!

Odżywianie: kalorie 163, tłuszcz 13, błonnik 1, węglowodany 3, białko 3

Dip z awokado

To nie jest guacamole, ale jest równie pyszne!

Czas przygotowania: 3 godziny i 10 minut
Czas gotowania: 10 minut
Porcje: 4

Składniki:

- ¼ szklanki proszku erytrytolu
- 2 awokado, wypestkowane, obrane i pokrojone w plasterki
- ¼ łyżeczki stewii
- ½ szklanki posiekanej kolendry
- Sok i skórka z 2 limonek
- 1 szklanka mleka kokosowego

Wskazówki:

1. Połóż plasterki awokado na wyłożonej papierem blasze, wyciśnij na nie połowę soku z limonki i włóż do zamrażarki na 3 godziny.
2. Podgrzej mleko kokosowe na patelni na średnim ogniu.
3. Dodać skórkę z limonki, wymieszać i doprowadzić do wrzenia.

4. Dodać erytrytol w proszku, wymieszać, zdjąć z ognia i odstawić do lekkiego ostygnięcia.
5. Przełóż awokado do robota kuchennego, dodaj resztę soku z limonki i kolendrę i dobrze zmiksuj.
6. Dodaj mieszankę mleka kokosowego oraz stewię i dobrze wymieszaj.
7. Przełożyć do miski i od razu podawać.

Cieszyć się!

Odżywianie: kalorie 150, tłuszcz 14, błonnik 2, węglowodany 4, białko 2

Specjalna przystawka z prosciutto i krewetkami

Musisz to pokochać! To jest smaczne!

Czas przygotowania: 10 minut
Czas gotowania: 20 minut
Porcje: 16

Składniki:

- 2 łyżki oliwy z oliwek
- 10 uncji już ugotowanych krewetek, obranych i oczyszczonych
- 1 łyżka posiekanej mięty
- 2 łyżki erytrytolu
- 1/3 szklanki jeżyn, zmielonych
- 11 plasterków prosciutto
- 1/3 szklanki czerwonego wina

Wskazówki:

1. Każdą krewetkę zawiń w plasterki prosciutto, ułóż na wyłożonej papierem blasze do pieczenia, skrop je oliwą

z oliwek, włóż do piekarnika nagrzanego do 200 stopni F i piecz przez 15 minut.
2. Na średnim ogniu rozgrzewamy patelnię z mielonymi jeżynami, dodajemy miętę, wino i erytrytol, mieszamy, smażymy 3 minuty i zdejmujemy z ognia.
3. Ułóż krewetki na talerzu, skrop je sosem jeżynowym i podawaj.

Cieszyć się!

Odżywianie:kalorie 245, tłuszcz 12, błonnik 2, węglowodany 1, białko 14

Brokuły I Cheddar Ciastka

Ta przekąska naprawdę sprawi, że poczujesz się pełny na kilka godzin!

Czas przygotowania: 10 minut
Czas gotowania: 25 minut
Porcje: 12

Składniki:

- 4 szklanki różyczek brokułów
- 1 i ½ szklanki mąki migdałowej
- 1 łyżeczka papryki
- Sól i czarny pieprz do smaku
- 2 jajka
- ¼ szklanki oleju kokosowego
- 2 szklanki startego sera Cheddar
- 1 łyżeczka czosnku w proszku
- ½ łyżeczki octu jabłkowego
- ½ łyżeczki sody oczyszczonej

Wskazówki:

1. Włóż różyczki brokułów do robota kuchennego, dodaj trochę soli i pieprzu i dobrze wymieszaj.

2. W misce wymieszaj mąkę migdałową z solą, pieprzem, papryką, czosnkiem w proszku i sodą oczyszczoną, wymieszaj.
3. Dodać ser cheddar, olej kokosowy, jajka i ocet, wszystko wymieszać.
4. Dodać brokuły i ponownie wymieszać.
5. Uformuj 12 kotletów, ułóż na blasze do pieczenia, włóż do piekarnika nagrzanego do 150 stopni F i piecz przez 20 minut.
6. Włącz piekarnik na grill i piecz ciasteczka jeszcze przez 5 minut.
7. Ułożyć na talerzu i podawać.

Cieszyć się!

Odżywianie: kalorie 163, tłuszcz 12, błonnik 2, węglowodany 2, białko 7

Smaczne Corndogi

Są takie pyszne i proste w wykonaniu!

Czas przygotowania: 10 minut
Czas gotowania: 10 minut
Porcje: 4

Składniki:

- 1 i ½ szklanki oliwy z oliwek
- 2 łyżki gęstej śmietany
- 1 szklanka posiłku migdałowego
- 4 kiełbaski
- 1 łyżeczka proszku do pieczenia
- 1 łyżeczka przyprawy włoskiej
- 2 jajka
- ½ łyżeczki kurkumy
- Sól i czarny pieprz do smaku
- Szczypta pieprzu cayenne

Wskazówki:

1. W misce wymieszaj mąkę migdałową z przyprawą włoską, proszkiem do pieczenia, kurkumą, solą, pieprzem i cayenne i dobrze wymieszaj.

2. W drugiej misce wymieszaj jajka z gęstą śmietaną i dobrze ubij.
3. Połączyć 2 mieszaniny i dobrze wymieszać.
4. Zanurzaj kiełbaski w tej mieszance i układaj je na talerzu.
5. Rozgrzewamy patelnię z olejem na średnim ogniu, wrzucamy kiełbaski, smażymy po 2 minuty z każdej strony i przekładamy na papierowe ręczniki.
6. Odsączyć z tłuszczu, ułożyć na talerzu i podawać.

Cieszyć się!

Odżywianie: kalorie 345, tłuszcz 33, błonnik 4, węglowodany 5, białko 16

Smaczne paprykowe nachos

Wyglądają wspaniale! Są takie smaczne i zdrowe!

Czas przygotowania: 10 minut
Czas gotowania: 20 minut
Porcje: 6

Składniki:

- 1 funt mini papryki, przekrojonej na połówki
- Sól i czarny pieprz do smaku
- 1 łyżeczka czosnku w proszku
- 1 łyżeczka słodkiej papryki
- ½ łyżeczki oregano, suszonego
- ¼ łyżeczki płatków czerwonej papryki
- 1 funt mięsa wołowego, mielonego
- 1 i ½ szklanki sera Cheddar, startego
- 1 łyżka chili w proszku
- 1 łyżeczka kminku, zmielonego
- ½ szklanki posiekanego pomidora
- Śmietana do podania

Wskazówki:

1. W misce wymieszaj chili w proszku z papryką, solą, pieprzem, kminkiem, oregano, płatkami pieprzu i czosnkiem w proszku, wymieszaj.
2. Rozgrzej patelnię na średnim ogniu, dodaj wołowinę, wymieszaj i smaż przez 10 minut.
3. Dodać mieszankę chili w proszku, wymieszać i zdjąć z ognia.
4. Ułóż połówki papryki na wyłożonej papierem blasze do pieczenia, napełnij je mieszanką wołową, posyp serem, włóż do piekarnika nagrzanego do 150 stopni F i piecz przez 10 minut.
5. Wyjmij paprykę z piekarnika, posyp pomidorami i rozłóż pomiędzy talerzami, podawaj z kwaśną śmietaną.

Cieszyć się!

Odżywianie: kalorie 350, tłuszcz 22, błonnik 3, węglowodany 6, białko 27

Batony z masłem migdałowym

To świetna keto przekąska na nieformalny dzień!

Czas przygotowania: 2 godziny i 10 minut
Czas gotowania: 2 minuty
Porcje: 12

Składniki:

- ¾ szklanki kokosa, niesłodzonego i startego
- ¾ szklanki masła migdałowego
- ¾ szklanki stewii
- 1 szklanka masła migdałowego
- 2 łyżki masła migdałowego
- 4,5 uncji posiekanej ciemnej czekolady
- 2 łyżki oleju kokosowego

Wskazówki:

1. W misce wymieszaj mąkę migdałową ze stewią i kokosem, dobrze wymieszaj.
2. Rozgrzej patelnię na średnim ogniu, dodaj 1 szklankę masła migdałowego i olej kokosowy i dobrze wymieszaj.
3. Dodaj to do mąki migdałowej i dobrze wymieszaj.
4. Przenieś to do naczynia do pieczenia i dobrze dociśnij.

5. Rozgrzej drugą patelnię z czekoladą, często mieszając.
6. Dodaj resztę masła migdałowego i ponownie dobrze wymieszaj.
7. Wylej tę mieszankę na mieszankę migdałową i równomiernie rozprowadź.
8. Wstawić do lodówki na 2 godziny, pokroić na 12 batonów i podawać jako keto przekąskę.

Cieszyć się!

Odżywianie: kalorie 140, tłuszcz 2, błonnik 1, węglowodany 5, białko 1

Smaczna przekąska z cukinii

Wypróbuj to już dziś!

Czas przygotowania: 10 minut
Czas gotowania: 15 minut
Porcje: 4

Składniki:

- 1 szklanka mozzarelli, posiekanej
- ¼ szklanki sosu pomidorowego
- 1 cukinia, pokrojona w plasterki
- Sól i czarny pieprz do smaku
- Szczypta kminku
- Spray do gotowania

Wskazówki:

1. Spryskaj blachę do gotowania odrobiną oleju i ułóż plasterki cukinii.
2. Plasterki cukinii posmaruj sosem pomidorowym, dopraw solą, pieprzem i kminkiem i posyp startą mozzarellą.
3. Wstawić do piekarnika nagrzanego do 350 stopni F i piec 15 minut.

4. Ułożyć na talerzu i podawać.

Cieszyć się!

Odżywianie: kalorie 140, tłuszcze 4, błonnik 2, węglowodany 6, białko 4

Chipsy z Cukinii

Ciesz się wspaniałą przekąską zawierającą tylko kilka kalorii!

Czas przygotowania: 10 minut
Czas gotowania: 3 godziny
Porcje: 8

Składniki:

- 3 cukinie, pokrojone w bardzo cienkie plasterki
- Sól i czarny pieprz do smaku
- 2 łyżki oliwy z oliwek
- 2 łyżki octu balsamicznego

Wskazówki:

1. W misce wymieszaj olej z octem, solą i pieprzem i dobrze wymieszaj.
2. Dodaj plasterki cukinii, dobrze wymieszaj i rozłóż na wyłożonej papierem blasze, włóż do piekarnika nagrzanego do 200 stopni F i piecz przez 3 godziny.
3. Pozostaw chipsy do ostygnięcia i podawaj je jako keto przekąskę.

Cieszyć się!

Odżywianie:kalorie 40, tłuszcze 3, błonnik 7, węglowodany 3, białko 7

Prosty hummus

Każdy uwielbia dobry hummus! Spróbuj tego!

Czas przygotowania: 10 minut
Czas gotowania: 0 minut
Porcje: 5

Składniki:

- 4 szklanki cukinii, drobno posiekanej
- ¼ szklanki oliwy z oliwek
- Sól i czarny pieprz do smaku
- 4 ząbki czosnku, posiekane
- ¾ szklanki tahini
- ½ szklanki soku z cytryny
- 1 łyżka kminku, zmielonego

Wskazówki:

1. W blenderze zmiksuj cukinię z solą, pieprzem, oliwą, sokiem z cytryny, czosnkiem, tahini i kminkiem i bardzo dobrze zmiksuj.
2. Przełożyć do miski i podawać.

Cieszyć się!

Odżywianie:kalorie 80, tłuszcze 5, błonnik 3, węglowodany 6, białko 7

Niesamowite paluszki selera

To jest świetne! To rzeczywiście niesamowita przekąska ketonowa!

Czas przygotowania: 10 minut
Czas gotowania: 0 minut
Porcje: 12

Składniki:

- 2 szklanki kurczaka z rożna, posiekanego
- 6 słupków selera przekrojonych na połówki
- 3 łyżki ostrego sosu pomidorowego
- ¼ szklanki majonezu
- Sól i czarny pieprz do smaku
- ½ łyżeczki czosnku w proszku
- Trochę posiekanego szczypiorku do podania

Wskazówki:

1. W misce wymieszaj kurczaka z solą, pieprzem, czosnkiem w proszku, majonezem i sosem pomidorowym i dobrze wymieszaj.
2. Na talerzu ułóż kawałki selera, posmaruj je mieszanką kurczaka, posyp szczypiorkiem i podawaj.

Cieszyć się!

Odżywianie: kalorie 100, tłuszcz 2, błonnik 3, węglowodany 1, białko 6

Przekąska z suszoną wołowiną

Jesteśmy pewni, że pokochasz tę keto przekąskę!

Czas przygotowania: 6 godzin
Czas gotowania: 4 godziny
Porcje: 6

Składniki:

- 24 uncje bursztynu
- 2 szklanki sosu sojowego
- ½ szklanki sosu Worcestershire
- 2 łyżki czarnego pieprzu
- 2 łyżki czarnego pieprzu
- 2 funty okrągłej wołowiny, pokrojonej w plasterki

Wskazówki:

1. W misce wymieszaj sos sojowy z ziarnami czarnego pieprzu, czarnym pieprzem i sosem Worcestershire i dobrze wymieszaj.
2. Dodać kawałki wołowiny, wymieszać i odstawić do lodówki na 6 godzin.
3. Rozłóż to na stojaku, włóż do piekarnika nagrzanego do 370 stopni F i piecz przez 4 godziny.

4. Przełożyć do miski i podawać.

Cieszyć się!

Odżywianie:kalorie 300, tłuszcze 12, błonnik 4, węglowodany 3, białko 8

Dip Krabowy

Pokochasz tę niesamowitą ketonową przekąskę!

Czas przygotowania: 10 minut
Czas gotowania: 30 minut
Porcje: 8

Składniki:

- 8 pasków bekonu, pokrojonych w plasterki
- 12 uncji mięsa kraba
- ½ szklanki majonezu
- ½ szklanki kwaśnej śmietany
- 8 uncji sera śmietankowego
- 2 papryczki poblano, posiekane
- 2 łyżki soku z cytryny
- Sól i czarny pieprz do smaku
- 4 ząbki czosnku, posiekane
- 4 zielone cebule, posiekane
- ½ szklanki parmezanu + ½ szklanki startego parmezanu
- Sól i czarny pieprz do smaku

Wskazówki:
1. Rozgrzej patelnię na średnim ogniu, dodaj boczek, smaż, aż będzie chrupiący, przełóż na papierowe ręczniki, posiekaj i odstaw do ostygnięcia.
2. W misce wymieszaj śmietanę z serkiem śmietankowym i majonezem i dobrze wymieszaj.
3. Dodaj ½ szklanki parmezanu, papryczki poblano, bekon, zieloną cebulę, czosnek i sok z cytryny i ponownie wymieszaj.
4. Dodać mięso kraba, sól i pieprz i delikatnie wymieszać.
5. Wlać do żaroodpornego naczynia do pieczenia, posmarować resztą parmezanu, wstawić do piekarnika i piec w temperaturze 350 stopni F przez 20 minut.
6. Podawaj ciepły dip z paluszkiem ogórkowym.

Cieszyć się!

Odżywianie: kalorie 200, tłuszcze 7, błonnik 2, węglowodany 4, białko 6

Sałatka z Piersi Kaczki

To smaczna sałatka z pysznym winegretem!

Czas przygotowania: 10 minut
Czas gotowania: 15 minut
Porcje: 4

Składniki:

- 1 łyżka stołowa
- 1 szalotka, posiekana
- ¼ szklanki czerwonego octu
- ¼ szklanki oliwy z oliwek
- ¼ szklanki wody
- ¾ szklanki malin
- 1 łyżka musztardy Dijon
- Sól i czarny pieprz do smaku

Na sałatkę:

- 10 uncji szpinaku dziecięcego
- 2 średnie piersi z kaczki, bez kości
- 4 uncje koziego sera, pokruszonego
- Sól i czarny pieprz do smaku
- ½ litra malin
- ½ szklanki połówek orzechów pekan

Wskazówki:
1. W blenderze wymieszaj serve z szalotką, octem, wodą, olejem, ¾ szklanki malin, musztardą, solą i pieprzem i bardzo dobrze wymieszaj.
2. Odcedź, przełóż do miski i odstaw.
3. Pierś z kaczki naciąć, doprawić solą i pieprzem i włożyć skórą do dołu na patelnię rozgrzaną na średnim ogniu.
4. Gotuj przez 8 minut, przewróć i smaż jeszcze 5 minut.
5. Rozłóż szpinak na talerzach, posyp kozim serem, połówkami orzechów pekan i pół litra malin.
6. Piersi z kaczki pokroić i dodać na wierzch malin.
7. Polać wierzch sosem malinowym i podawać.

Cieszyć się!

Odżywianie: kalorie 455, tłuszcz 40, błonnik 4, węglowodany 6, białko 18

Ciasto z Indyka

To świetny sposób na zakończenie dnia!

Czas przygotowania: 10 minut

Czas gotowania: 40 minut

Porcje: 6

Składniki:

- 2 szklanki bulionu z indyka
- 1 szklanka mięsa z indyka, ugotowanego i rozdrobnionego
- Sól i czarny pieprz do smaku
- 1 łyżeczka tymianku, posiekanego
- ½ szklanki jarmużu, posiekanego
- ½ szklanki dyni piżmowej, obranej i posiekanej
- ½ szklanki sera Cheddar, startego
- ¼ łyżeczki papryki
- ¼ łyżeczki czosnku w proszku
- ¼ łyżeczki gumy ksantanowej
- Spray do gotowania

Do skorupy:

- ¼ szklanki ghee
- ¼ łyżeczki gumy ksantanowej
- 2 szklanki mąki migdałowej

- Szczypta soli
- 1 jajko
- ¼ szklanki sera Cheddar

Wskazówki:
1. Rozgrzej garnek z bulionem na średnim ogniu.
2. Dodać dynię i mięso z indyka, wymieszać i smażyć 10 minut.
3. Dodać czosnek w proszku, jarmuż, tymianek, paprykę, sól, pieprz i ½ szklanki sera cheddar i dobrze wymieszać.
4. W misce wymieszaj ¼ łyżeczki gumy ksantanowej z ½ szklanki bulionu z garnka, dobrze wymieszaj i dodaj wszystko do garnka.
5. Zdejmij z ognia i odłóż na razie na bok.
6. W misce wymieszaj mąkę z ¼ łyżeczki gumy ksantanowej i szczyptą soli, wymieszaj.
7. Dodaj ghee, jajko i ¼ szklanki sera Cheddar i mieszaj wszystko, aż uzyskasz ciasto na ciasto.
8. Uformuj kulę i na razie przechowuj w lodówce.
9. Spryskaj naczynie do pieczenia sprayem kuchennym i rozprowadź na dnie nadzienie z ciasta.
10. Ciasto przełożyć na stolnicę, rozwałkować na okrąg i napełnić nim wierzch.

11. Dobrze dociśnij i uszczelnij krawędzie, włóż do piekarnika nagrzanego do 150 stopni F i piecz przez 35 minut.

12. Pozostaw ciasto, aby trochę ostygło i podawaj.

Odżywianie: kalorie 320, tłuszcze 23, błonnik 8, węglowodany 6, białko 16

Zupa Z Indyka

To bardzo pocieszająca i bogata zupa!

Czas przygotowania: 10 minut
Czas gotowania: 30 minut
Porcje: 4

Składniki:

- 3 łodygi selera, posiekane
- 1 żółta cebula, posiekana
- 1 łyżka ghee
- 6 szklanek bulionu z indyka
- Sól i czarny pieprz do smaku
- ¼ szklanki posiekanej natki pietruszki
- 3 szklanki pieczonej dyni spaghetti, posiekanej
- 3 szklanki indyka, ugotowanego i rozdrobnionego

Wskazówki:

1. Rozgrzej garnek z ghee na średnim ogniu, dodaj seler i cebulę, wymieszaj i smaż przez 5 minut.
2. Dodać natkę pietruszki, bulion, mięso z indyka, sól i pieprz, wymieszać i gotować 20 minut.

3. Dodać dynię spaghetti, wymieszać i gotować zupę z indyka jeszcze przez 10 minut.
4. Rozłóż do misek i podawaj.

Cieszyć się!

Odżywianie: kalorie 150, tłuszcze 4, błonnik 1, węglowodany 3, białko 10

Pieczona rozkosz z indyka

Wypróbuj wkrótce! Zrobisz to także drugi raz!

Czas przygotowania: 10 minut
Czas gotowania: 45 minut
Porcje: 8

Składniki:
- 4 szklanki cukinii pokrojonej spiralizatorem
- 1 jajko, ubite
- 3 szklanki posiekanej kapusty
- 3 szklanki mięsa z indyka, ugotowane i rozdrobnione
- ½ szklanki bulionu z indyka
- ½ szklanki serka śmietankowego
- 1 łyżeczka przyprawy do drobiu
- 2 szklanki startego sera Cheddar
- ½ szklanki startego parmezanu
- Sól i czarny pieprz do smaku
- ¼ łyżeczki czosnku w proszku

Wskazówki:
1. Rozgrzej patelnię z bulionem na średnim ogniu.

2. Dodać jajko, śmietanę, parmezan, ser cheddar, sól, pieprz, przyprawę do drobiu i proszek czosnkowy, wymieszać i doprowadzić do delikatnego wrzenia.
3. Dodać mięso z indyka i kapustę, wymieszać i zdjąć z ognia.
4. Makaron z cukinii ułóż w naczyniu do zapiekania, dodaj trochę soli i pieprzu, polej mieszanką indyczą i posmaruj.
5. Przykryj folią aluminiową, włóż do piekarnika nagrzanego do 400 stopni F i piecz przez 35 minut.
6. Przed podaniem odstawić do lekkiego przestygnięcia.

Cieszyć się!

Odżywianie: kalorie 240, tłuszcz 15, błonnik 1, węglowodany 3, białko 25

Pyszne chilli z indyka

To wspaniałe danie ketonowe jest idealne na zimny i deszczowy dzień!

Czas przygotowania: 10 minut
Czas gotowania: 20 minut
Porcje: 8

Składniki:
- 4 szklanki mięsa z indyka, ugotowanego i rozdrobnionego
- 2 szklanki dyni, posiekanej
- 6 szklanek bulionu z kurczaka
- Sól i czarny pieprz do smaku
- 1 łyżka posiekanej papryki chipotle z puszki
- ½ łyżeczki czosnku w proszku
- ½ szklanki salsy verde
- 1 łyżeczka kolendry, mielonej
- 2 łyżeczki kminku, mielonego
- ¼ szklanki kwaśnej śmietany
- 1 łyżka posiekanej kolendry

Wskazówki:

1. Rozgrzej patelnię z bulionem na średnim ogniu.
2. Dodać dynię, wymieszać i gotować 10 minut.
3. Dodać indyka, chipotles, czosnek w proszku, salsa verde, kminek, kolendrę, sól i pieprz, wymieszać i gotować przez 10 minut.
4. Dodać śmietanę, wymieszać, zdjąć z ognia i rozdzielić do misek.
5. Posyp odrobiną posiekanej kolendry i podawaj.

Cieszyć się!

Odżywianie: kalorie 154, tłuszcze 5, błonnik 3, węglowodany 2, białko 27

Curry Z Indyka I Pomidorów

Zrobisz to w mgnieniu oka!

Czas przygotowania: 10 minut
Czas gotowania: 20 minut
Porcje: 4

Składniki:
- 18 uncji mięsa z indyka, mielonego
- 3 uncje szpinaku
- 20 uncji pomidorów z puszki, posiekanych
- 2 łyżki oleju kokosowego
- 2 łyżki kremu kokosowego
- 2 ząbki czosnku, posiekane
- 2 żółte cebule, pokrojone w plasterki
- 1 łyżka kolendry, mielonej
- 2 łyżki startego imbiru
- 1 łyżka kurkumy
- 1 łyżka kminku, zmielonego
- Sól i czarny pieprz do smaku
- 2 łyżki chili w proszku

Wskazówki:

1. Rozgrzej patelnię z olejem kokosowym na średnim ogniu, dodaj cebulę, wymieszaj i smaż przez 5 minut.
2. Dodać imbir i czosnek, wymieszać i smażyć 1 minutę.
3. Dodać pomidory, sól, pieprz, kolendrę, kminek, kurkumę i chili w proszku, wymieszać.
4. Dodać śmietankę kokosową, wymieszać i gotować 10 minut.
5. Zmiksuj za pomocą blendera zanurzeniowego i wymieszaj ze szpinakiem i mięsem z indyka.
6. Doprowadzić do wrzenia, gotować jeszcze 15 minut i podawać.

Cieszyć się!

Odżywianie: kalorie 240, tłuszcze 4, błonnik 3, węglowodany 2, białko 12

Sałatka z Indyka I Żurawiny

Jest zdrowo, jest świeżo i bardzo pysznie! Na co jeszcze czekasz?

Czas przygotowania: 10 minut
Czas gotowania: 0 minut
Porcje: 4

Składniki:
- 4 szklanki podartych liści sałaty rzymskiej
- 2 szklanki piersi z indyka, ugotowanej i pokrojonej w kostkę
- 1 pomarańcza, obrana i pokrojona na małe kawałki
- 1 czerwone jabłko, wydrążone i posiekane
- 3 łyżki posiekanych orzechów włoskich
- 3 kiwi, obrane i pokrojone w plasterki
- ¼ szklanki żurawiny
- 1 szklanka sosu żurawinowego
- 1 szklanka soku pomarańczowego

Wskazówki:
1. W salaterce wymieszaj sałatę z indykiem, kawałkami pomarańczy, kawałkami jabłek, żurawiną i orzechami włoskimi, wymieszaj i wymieszaj.

2. W drugiej misce wymieszaj sos żurawinowy z sokiem pomarańczowym i wymieszaj.
3. Polej tym sałatkę z indyka, wymieszaj i podawaj z kiwi na wierzchu.

Cieszyć się!

Odżywianie:kalorie 120, tłuszcze 2, błonnik 1, węglowodany 3, białko 7

Nadziewana Pierś Z Kurczaka

Brzmi naprawdę świetnie, prawda?

Czas przygotowania: 10 minut
Czas gotowania: 15 minut
Porcje: 3

Składniki:

- 8 uncji szpinaku, ugotowanego i posiekanego
- 3 piersi z kurczaka
- Sól i czarny pieprz do smaku
- 4 uncje serka śmietankowego, miękkiego
- 3 uncje sera feta, pokruszonego
- 1 ząbek czosnku, posiekany
- 1 łyżka oleju kokosowego

Wskazówki:

1. W misce wymieszaj ser feta z serkiem śmietankowym, szpinakiem, solą, pieprzem i czosnkiem, dobrze wymieszaj.
2. Połóż piersi z kurczaka na powierzchni roboczej, w każdej wytnij kieszonkę, napełnij je mieszanką szpinakową i dopraw solą i pieprzem do smaku.

3. Rozgrzej patelnię z olejem na średnim ogniu, dodaj nadziewanego kurczaka, smaż przez 5 minut z każdej strony, a następnie włóż wszystko do piekarnika nagrzanego do 450 stopni F.
4. Piecz przez 10 minut, rozłóż pomiędzy talerzami i podawaj.

Cieszyć się!

Odżywianie: kalorie 290, tłuszcz 12, błonnik 2, węglowodany 4, białko 24

Sos Z Kurczakiem I Musztardą

To wspaniałe połączenie składników!

Czas przygotowania: 10 minut
Czas gotowania: 30 minut
Porcje: 3

Składniki:
- 8 pasków bekonu, posiekanych
- 1/3 szklanki musztardy Dijon
- Sól i czarny pieprz do smaku
- 1 szklanka posiekanej żółtej cebuli
- 1 łyżka oliwy z oliwek
- 1 i ½ szklanki bulionu z kurczaka
- 3 piersi z kurczaka, bez skóry i kości
- ¼ łyżeczki słodkiej papryki

Wskazówki:
1. W misce wymieszaj paprykę z musztardą, solą i pieprzem, dobrze wymieszaj.
2. Rozprowadź na piersiach kurczaka i masuj.
3. Rozgrzej patelnię na średnim ogniu, dodaj boczek, wymieszaj, smaż, aż się zarumieni i przełóż na talerz.

4. Tę samą patelnię z olejem rozgrzewamy na średnim ogniu, dodajemy piersi z kurczaka, smażymy po 2 minuty z każdej strony i również przekładamy na talerz.
5. Ponownie podgrzej patelnię na średnim ogniu, dodaj bulion, zamieszaj i zagotuj.
6. Dodać boczek i cebulę, sól i pieprz, wymieszać.
7. Ponownie włóż kurczaka na patelnię, delikatnie zamieszaj i gotuj na średnim ogniu przez 20 minut, obracając mięso do połowy.
8. Rozłóż kurczaka na talerze, polej sosem i podawaj.

Cieszyć się!

Odżywianie: kalorie 223, tłuszcz 8, błonnik 1, węglowodany 3, białko 26

Pyszny kurczak z salsą

Nie wahaj się! Wypróbuj to wspaniałe danie ketonowe już dziś!

Czas przygotowania: 10 minut
Czas gotowania: 1 godzina i 15 minut
Porcje: 6

Składniki:

- 6 piersi z kurczaka, bez skóry i kości
- 2 szklanki salsy w słoikach
- Sól i czarny pieprz do smaku
- 1 szklanka sera cheddar, startego
- Spray do gotowania warzyw

Wskazówki:

1. Naczynie do pieczenia spryskaj olejem, ułóż na nim piersi z kurczaka, dopraw solą i pieprzem i polej całość salsą.
2. Wstawić do piekarnika nagrzanego na 425 stopni F i piec przez 1 godzinę.
3. Posmaruj serem i piecz jeszcze 15 minut.
4. Podzielić na talerze i podawać.

Cieszyć się!

Odżywianie: kalorie 120, tłuszcze 2, błonnik 2, węglowodany 6, białko 10

Pyszny włoski kurczak

Warto jak najszybciej spróbować tego włoskiego dania ketonowego!

Czas przygotowania: 10 minut
Czas gotowania: 1 godzina
Porcje: 6

Składniki:
- 8 uncji posiekanych grzybów
- 1 funt włoskiej kiełbasy, posiekanej
- 2 łyżki oleju z awokado
- 6 posiekanych papryczek wiśniowych
- 1 czerwona papryka, posiekana
- 1 czerwona cebula, pokrojona w plasterki
- 2 łyżki czosnku, posiekanego
- 2 szklanki pomidorków koktajlowych, przekrojonych na połówki
- 4 udka z kurczaka
- Sól i czarny pieprz do smaku
- ½ szklanki bulionu z kurczaka
- 1 łyżka octu balsamicznego
- 2 łyżeczki suszonego oregano

- Trochę posiekanej natki pietruszki do podania

Wskazówki:
1. Rozgrzej patelnię z połową oleju na średnim ogniu, włóż kiełbaski, wymieszaj, smaż przez kilka minut i przełóż na talerz.
2. Ponownie rozgrzewamy patelnię z resztą oleju na średnim ogniu, dodajemy udka z kurczaka, doprawiamy solą i pieprzem, smażymy po 3 minuty z każdej strony i przekładamy na talerz.
3. Ponownie rozgrzej patelnię na średnim ogniu, dodaj paprykę wiśniową, grzyby, cebulę i paprykę, wymieszaj i smaż przez 4 minuty.
4. Dodać czosnek, wymieszać i smażyć 2 minuty.
5. Dodać bulion, ocet, sól, pieprz, oregano i pomidorki koktajlowe, wymieszać.
6. Dodać kawałki kurczaka i kiełbaski, delikatnie wymieszać, wstawić całość do piekarnika nagrzanego na 400 stopni i piec 30 minut.
7. Posyp natką pietruszki, rozłóż pomiędzy talerzami i podawaj.

Cieszyć się!

Odżywianie: kalorie 340, tłuszcz 33, błonnik 3, węglowodany 4, białko 20

Zapiekanka z kurczaka

To może być Twój dzisiejszy lunch!

Czas przygotowania: 10 minut
Czas gotowania: 40 minut
Porcje: 8

Składniki:
- 1 i ½ funta piersi z kurczaka, bez skóry i kości, pokrojonej w kostkę
- Sól i czarny pieprz do smaku
- 1 jajko
- 1 szklanka mąki migdałowej
- ¼ szklanki parmezanu, startego
- ½ łyżeczki czosnku w proszku
- 1 i ½ łyżeczki suszonej pietruszki
- ½ łyżeczki bazylii, suszonej
- 4 łyżki oleju z awokado
- 4 szklanki dyni spaghetti, już ugotowanej
- 6 uncji mozzarelli, posiekanej
- 1 i ½ szklanki sosu keto marinara
- Świeża bazylia, posiekana do podania

Wskazówki:

1. W misce wymieszaj mąkę migdałową z parmezanem, solą, pieprzem, czosnkiem w proszku i 1 łyżeczką natki pietruszki, wymieszaj.
2. W drugiej misce ubić jajko ze szczyptą soli i pieprzu.
3. Zanurz kurczaka w jajku, a następnie w mieszance mąki migdałowej.
4. Rozgrzej patelnię z 3 łyżkami oleju na średnim ogniu, dodaj kurczaka, smaż, aż będzie złoty z obu stron i przełóż go na ręczniki papierowe.
5. W misce wymieszaj dynię spaghetti z solą, pieprzem, suszoną bazylią, 1 łyżką oleju i resztą natki pietruszki, wymieszaj.
6. Rozłóż to w żaroodpornym naczyniu, dodaj kawałki kurczaka, a następnie sos marinara.
7. Na wierzch połóż posiekaną mozzarellę, włóż do piekarnika nagrzanego do 150 stopni F i piecz przez 30 minut.
8. Na koniec posypujemy świeżą bazylią, odstawiamy zapiekankę do lekkiego przestygnięcia, rozdzielamy na talerze i podajemy.

Cieszyć się!

Odżywianie:kalorie 300, tłuszcze 6, błonnik 3, węglowodany 5, białko 28

Papryka Nadziewana Kurczakiem

Te rzeczy naprawdę zrobią wrażenie na Twoich gościach!

Czas przygotowania: 10 minut
Czas gotowania: 40 minut
Porcje: 3

Składniki:

- 2 szklanki różyczek kalafiora
- Sól i czarny pieprz do smaku
- 1 mała żółta cebula, posiekana
- 2 piersi z kurczaka, bez skóry i kości, ugotowane i rozdrobnione
- 2 łyżki przyprawy fajita
- 1 łyżka ghee
- 6 papryk, odciąć wierzchołki i usunąć nasiona
- 2/3 szklanki wody

Wskazówki:

1. Włóż różyczki kalafiora do robota kuchennego, dodaj szczyptę soli i pieprzu, dobrze zmiksuj i przełóż do miski.

2. Rozgrzej patelnię z ghee na średnim ogniu, dodaj cebulę, wymieszaj i smaż przez 2 minuty.
3. Dodać kalafior, wymieszać i smażyć jeszcze 3 minuty.
4. Dodać przyprawy, sól, pieprz, wodę i kurczaka, wymieszać i smażyć przez 2 minuty.
5. Połóż paprykę na wyłożonej papierem blasze do pieczenia, napełnij każdą mieszanką kurczaka, włóż do piekarnika nagrzanego do 150 stopni F i piecz przez 30 minut.
6. Rozłóż je pomiędzy talerzami i podawaj.

Cieszyć się!

Odżywianie: kalorie 200, tłuszcze 6, błonnik 3, węglowodany 6, białko 14

Kremowy Kurczak

To naprawdę kremowe i pyszne keto danie z kurczaka!

Czas przygotowania: 10 minut
Czas gotowania: 1 godzina
Porcje: 4

Składniki:

- 4 piersi z kurczaka, bez skóry i kości
- ½ szklanki majonezu
- ½ szklanki kwaśnej śmietany
- Sól i czarny pieprz do smaku
- ¾ szklanki startego parmezanu
- Spray do gotowania
- 8 plasterków mozzarelli
- 1 łyżeczka czosnku w proszku

Wskazówki:

1. Spryskaj naczynie do pieczenia, ułóż w nim piersi z kurczaka i na każdym kawałku ułóż 2 plasterki mozzarelli.

2. W misce wymieszaj parmezan z solą, pieprzem, majonezem, czosnkiem w proszku i kwaśną śmietaną i dobrze wymieszaj.
3. Rozsmaruj to na kurczaku, włóż naczynie do piekarnika nagrzanego na 150 stopni F i piecz przez 1 godzinę.
4. Podzielić na talerze i podawać.

Cieszyć się!

Odżywianie:kalorie 240, tłuszcze 4, błonnik 3, węglowodany 6, białko 20

Inna zapiekanka z kurczakiem

Naprawdę musisz to zrobić dziś wieczorem!

Czas przygotowania: 10 minut
Czas gotowania: 45 minut
Porcje: 4

Składniki:

- 3 szklanki startego sera Cheddar
- 10 uncji różyczek brokułów
- 3 piersi z kurczaka, bez skóry i kości, ugotowane i pokrojone w kostkę
- 1 szklanka majonezu
- 1 łyżka roztopionego oleju kokosowego
- 1/3 szklanki bulionu z kurczaka
- Sól i czarny pieprz do smaku
- Sok z 1 cytryny

Wskazówki:

1. Naczynie do pieczenia wysmaruj olejem i ułóż na dnie kawałki kurczaka.
2. Rozłóż różyczki brokułów, a następnie połowę sera.

3. W misce wymieszaj majonez z bulionem, solą, pieprzem i sokiem z cytryny.
4. Polać tym kurczaka, posypać resztą sera, przykryć naczynie folią aluminiową i piec w piekarniku nagrzanym na 150 stopni F przez 30 minut
5. Zdjąć folię i piec jeszcze 20 minut.
6. Podawać na gorąco.

Cieszyć się!

Odżywianie: kalorie 250, tłuszcze 5, błonnik 4, węglowodany 6, białko 25

Kremowa zupa z kurczaka

Smak jest niesamowity!

Czas przygotowania: 10 minut
Czas gotowania: 20 minut
Porcje: 4

Składniki:

- 3 łyżki ghee
- 4 uncje sera śmietankowego
- 2 szklanki mięsa z kurczaka, ugotowane i posiekane
- 1/3 szklanki czerwonego sosu
- 4 szklanki bulionu z kurczaka
- Sól i czarny pieprz do smaku
- ½ szklanki kwaśnej śmietany
- ¼ szklanki selera, posiekanego

Wskazówki:

1. W blenderze wymieszaj bulion z czerwonym sosem, serkiem śmietankowym, ghee, solą, pieprzem i kwaśną śmietaną i dobrze wymieszaj.
2. Przenieś to do garnka, podgrzej na średnim ogniu i dodaj seler i kurczaka.

3. Wymieszaj, gotuj przez kilka minut, rozłóż do misek i podawaj.

Cieszyć się!

Odżywianie:kalorie 400, tłuszcz 23, błonnik 5, węglowodany 5, białko 30

Niesamowite naleśniki z kurczakiem

Są jeszcze lepsze, niż możesz sobie wyobrazić!

Czas przygotowania: 10 minut
Czas gotowania: 30 minut
Porcje: 8

Składniki:

- 6 jaj
- 6 uncji sera śmietankowego
- 1 łyżeczka erytrytolu
- 1 i ½ łyżki mąki kokosowej
- 1/3 szklanki parmezanu, startego
- Szczypta gumy ksantanowej
- Spray do gotowania

Do napełniania:

- 8 uncji szpinaku
- 8 uncji grzybów, pokrojonych w plasterki
- 8 uncji kurczaka z rożna, rozdrobnionego
- 8 uncji mieszanki serów
- 2 uncje sera śmietankowego
- 1 ząbek czosnku, posiekany

- 1 mała żółta cebula, posiekana

Płyny:

- 2 łyżki czerwonego octu winnego
- 2 łyżki ghee
- ½ szklanki gęstej śmietanki
- 1 łyżeczka sosu Worcestershire
- ¼ szklanki bulionu z kurczaka
- Szczypta gałki muszkatołowej
- Posiekana pietruszka
- Sól i czarny pieprz do smaku

Wskazówki:

1. W misce wymieszaj 6 uncji serka śmietankowego z jajkami, parmezanem, erytrytolem, ksantanem i mąką kokosową i bardzo dobrze mieszaj, aż uzyskasz ciasto na naleśniki.
2. Rozgrzej patelnię na średnim ogniu, spryskaj ją olejem kuchennym, wlej trochę ciasta, dobrze rozprowadź na patelni, smaż przez 2 minuty, przewróć i smaż jeszcze przez 30 sekund.
3. Powtórz tę czynność z resztą ciasta i ułóż wszystkie naleśniki na talerzu.
4. Rozgrzej patelnię z 2 łyżkami ghee na średnim ogniu, dodaj cebulę, wymieszaj i smaż przez 2 minuty.
5. Dodać czosnek, wymieszać i smażyć jeszcze 1 minutę.
6. Dodać grzyby, wymieszać i smażyć 2 minuty.
7. Dodaj kurczaka, szpinak, sól, pieprz, bulion, ocet, gałkę muszkatołową, sos Worcestershire, gęstą śmietanę, 2 uncje serka śmietankowego i 6 uncji mieszanki serów, wymieszaj wszystko i gotuj jeszcze przez 7 minut.
8. Napełnij każdy naleśnik tą mieszanką, zwiń je i ułóż w naczyniu do pieczenia.
9. Na wierzch posyp 2 uncjami mieszanki sera i włóż do podgrzanego brojlera na kilka minut.

10. Rozłóż naleśniki na talerzach, posyp posiekaną natką pietruszki i podawaj.

Cieszyć się!

Odżywianie: kalorie 360, tłuszcz 32, błonnik 2, węglowodany 7, białko 20

Niewiarygodne danie z kurczaka

To takie pyszne! Uwielbiamy to danie i Ty też to pokochasz!

Czas przygotowania: 10 minut

Czas gotowania: 50 minut

Porcje: 4

Składniki:

- 3 funty piersi z kurczaka
- 2 uncje sera muenster pokrojonego w kostkę
- 2 uncje sera śmietankowego
- 4 uncje sera Cheddar pokrojonego w kostkę
- 2 uncje sera provolone pokrojonego w kostkę
- 1 cukinia, posiekana
- Sól i czarny pieprz do smaku
- 1 łyżeczka czosnku, posiekanego
- ½ szklanki boczku, ugotowanego i pokruszonego

Wskazówki:

1. Cukinię dopraw solą i pieprzem, odstaw na kilka minut, dobrze odciśnij i przełóż do miski.

2. Dodać boczek, czosnek, więcej soli i pieprzu, serek śmietankowy, ser cheddar, ser muenster i ser provolone i wymieszać.
3. Piersi kurczaka pokroić na kawałki, doprawić solą i pieprzem i nafaszerować mieszanką cukinii i sera.
4. Ułożyć na blasze wyłożonej papierem do pieczenia, wstawić do piekarnika nagrzanego do 200 stopni F i piec przez 45 minut.
5. Podzielić na talerze i podawać.

Cieszyć się!

Odżywianie: kalorie 455, tłuszcz 20, błonnik 0, węglowodany 2, białko 57

Pyszny Kurczak w panierce

Wkrótce będziesz polecać wszystkim to niesamowite danie ketonowe!

Czas przygotowania: 10 minut
Czas gotowania: 35 minut
Porcje: 4

Składniki:

- 4 plastry bekonu, ugotowane i pokruszone
- 4 piersi z kurczaka, bez skóry i kości
- 1 łyżka wody
- ½ szklanki oleju z awokado
- 1 jajko, ubite
- Sól i czarny pieprz do smaku
- 1 szklanka sera Asiago, startego
- ¼ łyżeczki czosnku w proszku
- 1 szklanka startego parmezanu

Wskazówki:

1. W misce wymieszaj parmezan z czosnkiem, solą i pieprzem, wymieszaj.

2. Do drugiej miski włóż roztrzepane jajko i wymieszaj z wodą.
3. Dopraw kurczaka solą i pieprzem, zanurz każdy kawałek w jajku, a następnie w mieszance serów.
4. Rozgrzej patelnię z olejem na średnim ogniu, włóż piersi z kurczaka, smaż z obu stron na złoty kolor i przełóż na blachę do pieczenia.
5. Wstawić do piekarnika nagrzanego do 350 stopni F i piec 20 minut.
6. Kurczaka posmaruj boczkiem i serem asiago, włóż do piekarnika, włącz grill i piecz przez kilka minut.
7. Podawać na gorąco.

Cieszyć się!

Odżywianie:kalorie 400, tłuszcz 22, błonnik 1, węglowodany 1, białko 47

Serowy kurczak

Twoi znajomi będą prosić o więcej!

Czas przygotowania: 10 minut
Czas gotowania: 30 minut
Porcje: 4

Składniki:

- 1 cukinia, posiekana
- Sól i czarny pieprz do smaku
- 1 łyżeczka czosnku w proszku
- 1 łyżka oleju z awokado
- 2 piersi z kurczaka, bez skóry i kości, pokrojone w plasterki
- 1 pomidor, posiekany
- ½ łyżeczki oregano, suszonego
- ½ łyżeczki bazylii, suszonej
- ½ szklanki sera mozzarella, posiekanego

Wskazówki:

1. Kurczaka doprawiamy solą, pieprzem i czosnkiem w proszku.

2. Rozgrzej patelnię z olejem na średnim ogniu, włóż kawałki kurczaka, obsmaż ze wszystkich stron i przełóż do naczynia do zapiekania.
3. Ponownie rozgrzej patelnię na średnim ogniu, dodaj cukinię, oregano, pomidor, bazylię, sól i pieprz, wymieszaj, smaż przez 2 minuty i polej kurczaka.
4. Wstawić do piekarnika nagrzanego do 325 stopni F i piec przez 20 minut.
5. Na kurczaka posmaruj mozzarellą, włóż ponownie do piekarnika i piecz jeszcze 5 minut.
6. Podzielić na talerze i podawać.

Cieszyć się!

Odżywianie: kalorie 235, tłuszcze 4, błonnik 1, węglowodany 2, białko 35

Pomarańczowy kurczak

Połączenie jest absolutnie pyszne!

Czas przygotowania: 10 minut
Czas gotowania: 15 minut
Porcje: 4

Składniki:

- 2 funty udek z kurczaka, bez skóry i kości, pokrojone na kawałki
- Sól i czarny pieprz do smaku
- 3 łyżki oleju kokosowego
- ¼ szklanki mąki kokosowej

Na sos:

- 2 łyżki sosu rybnego
- 1 i ½ łyżeczki ekstraktu pomarańczowego
- 1 łyżka startego imbiru
- ¼ szklanki soku pomarańczowego
- 2 łyżeczki stewii
- 1 łyżka skórki pomarańczowej
- ¼ łyżeczki nasion sezamu
- 2 łyżki szalotki, posiekanej

- ½ łyżeczki kolendry, mielonej
- 1 szklanka wody
- ¼ łyżeczki płatków czerwonej papryki
- 2 łyżki bezglutenowego sosu sojowego

Wskazówki:
1. W misce wymieszaj mąkę kokosową z solą i pieprzem, wymieszaj.
2. Dodaj kawałki kurczaka i wymieszaj, aby dobrze się nimi pokryły.
3. Rozgrzej patelnię z olejem na średnim ogniu, dodaj kurczaka, smaż z obu stron na złoty kolor i przełóż do miski.
4. W blenderze wymieszaj sok pomarańczowy z imbirem, sosem rybnym, sosem sojowym, stewią, ekstraktem pomarańczowym, wodą i kolendrą i dobrze wymieszaj.
5. Wlać to na patelnię i podgrzać na średnim ogniu.
6. Dodać kurczaka, wymieszać i smażyć 2 minuty.
7. Dodaj nasiona sezamu, skórkę pomarańczową, szalotkę i płatki pieprzu, mieszając, smaż przez 2 minuty i zdejmij z ognia.
8. Podzielić na talerze i podawać.

Cieszyć się!

Odżywianie: kalorie 423, tłuszcz 20, błonnik 5, węglowodany 6, białko 45

4. Ułóż owinięte piersi kurczaka w naczyniu do pieczenia, włóż do piekarnika nagrzanego do 100 stopni F i piecz przez 30 minut.
5. Podzielić na talerze i podawać.

Cieszyć się!

Odżywianie: kalorie 700, tłuszcz 45, błonnik 4, węglowodany 5, białko 45

Tak pyszne skrzydełka z kurczaka

Zakochasz się w tym keto daniu i będziesz je powtarzać!

Czas przygotowania: 10 minut
Czas gotowania: 55 minut
Porcje: 4

Składniki:

- 3 funty skrzydełek z kurczaka
- Sól i czarny pieprz do smaku
- 3 łyżki aminokwasów kokosowych
- 2 łyżeczki białego octu
- 3 łyżki octu ryżowego
- 3 łyżki stewii
- ¼ szklanki szalotki, posiekanej
- ½ łyżeczki gumy ksantanowej
- 5 suszonych chilli, posiekanych

Wskazówki:

1. Rozłóż skrzydełka kurczaka na wyłożonej papierem blasze do pieczenia, dopraw solą i pieprzem, włóż do piekarnika nagrzanego do 150 stopni F i piecz przez 45 minut.

2. W międzyczasie rozgrzej małą patelnię na średnim ogniu, dodaj biały ocet, ocet ryżowy, aminokwasy kokosowe, stewię, gumę ksantanową, szalotkę i chili, dobrze wymieszaj, doprowadzaj do wrzenia, gotuj przez 2 minuty i zdejmij z ognia.
3. Zanurz skrzydełka kurczaka w tym sosie, ponownie ułóż je na blasze i piecz przez kolejne 10 minut.
4. Podawaj je na gorąco.

Cieszyć się!

Odżywianie: kalorie 415, tłuszcz 23, błonnik 3, węglowodany 2, białko 27

Kurczak W Kremowym Sosie

Zaufaj nam! Ten przepis na keto jest tutaj, aby Ci zaimponować!

Czas przygotowania: 10 minut
Czas gotowania: 1 godzina i 10 minut
Porcje: 4

Składniki:

- 8 udek z kurczaka
- Sól i czarny pieprz do smaku
- 1 żółta cebula, posiekana
- 1 łyżka oleju kokosowego
- 4 paski boczku, posiekane
- 4 ząbki czosnku, posiekane
- 10 uncji grzybów cremini, przekrojonych na pół
- 2 szklanki białego wina chardonnay
- 1 szklanka śmietany do ubijania
- Garść posiekanej natki pietruszki

Wskazówki:

1. Rozgrzej patelnię z oliwą na średnim ogniu, dodaj boczek, wymieszaj, smaż, aż będzie chrupiący, zdejmij z ognia i przełóż na ręczniki papierowe.

2. Rozgrzej patelnię z tłuszczem z boczku na średnim ogniu, dodaj kawałki kurczaka, dopraw solą i pieprzem, smaż, aż się zarumienią, a następnie przełóż na ręczniki papierowe.
3. Ponownie rozgrzej patelnię na średnim ogniu, dodaj cebulę, wymieszaj i smaż przez 6 minut.
4. Dodać czosnek, wymieszać, smażyć 1 minutę i przełożyć obok kawałków boczku.
5. Włóż patelnię z powrotem do pieca i ponownie podgrzej w średniej temperaturze.
6. Dodać grzyby, wymieszać i smażyć przez 5 minut.
7. Włóż ponownie kurczaka, bekon, czosnek i cebulę na patelnię.
8. Dodać wino, wymieszać, doprowadzić do wrzenia, zmniejszyć ogień i gotować na wolnym ogniu przez 40 minut.
9. Dodać pietruszkę i śmietanę, wymieszać i gotować jeszcze 10 minut.
10. Podzielić na talerze i podawać.

Cieszyć się!

Odżywianie: kalorie 340, tłuszcz 10, błonnik 7, węglowodany 4, białko 24

Przepyszny Kurczak

To pyszne i teksturowane ketonowe danie z drobiu!

Czas przygotowania: 10 minut
Czas gotowania: 1 godzina
Porcje: 4

Składniki:

- 6 piersi z kurczaka, bez skóry i kości
- Sól i czarny pieprz do smaku
- ¼ szklanki jalapeno, posiekanego
- 5 plasterków boczku, posiekanych
- 8 uncji sera śmietankowego
- ¼ szklanki żółtej cebuli, posiekanej
- ½ szklanki majonezu
- ½ szklanki startego parmezanu
- 1 szklanka startego sera Cheddar

Na polewę:

- 2 uncje skórek wieprzowych, zmiażdżonych
- 4 łyżki roztopionego ghee
- ½ szklanki parmezanu

Wskazówki:
1. Ułóż piersi z kurczaka w naczyniu do pieczenia, dopraw solą i pieprzem, włóż do piekarnika nagrzanego do 200 stopni F i piecz przez 40 minut.
2. W międzyczasie rozgrzej patelnię na średnim ogniu, dodaj boczek, wymieszaj, smaż, aż będzie chrupiący i przełóż na talerz.
3. Ponownie rozgrzej patelnię na średnim ogniu, dodaj cebulę, wymieszaj i smaż przez 4 minuty.
4. Zdejmij z ognia, dodaj boczek, jalapeno, serek śmietankowy, majonez, ser cheddar i ½ szklanki parmezanu i dobrze wymieszaj.
5. Rozsmaruj to na kurczaku.
6. W misce wymieszaj skórę wieprzową z ghee i ½ szklanki parmezanu i wymieszaj.
7. Posmaruj tym również kurczaka, włóż do piekarnika i piecz jeszcze 15 minut.
8. Podawać na gorąco.

Cieszyć się!

Odżywianie: kalorie 340, tłuszcz 12, błonnik 2, węglowodany 5, białko 20

Smaczny kurczak i sos śmietanowy

Musisz nauczyć się robić to smaczne danie ketonowe! To takie smaczne!

Czas przygotowania: 10 minut
Czas gotowania: 40 minut
Porcje: 4

Składniki:

- 4 udka z kurczaka
- Sól i czarny pieprz do smaku
- 1 łyżeczka proszku cebulowego
- ¼ szklanki kwaśnej śmietany
- 2 łyżki słodkiej papryki

Wskazówki:

1. W misce wymieszaj paprykę z solą, pieprzem i cebulą w proszku, wymieszaj.
2. Dopraw kawałki kurczaka tą mieszanką papryki, ułóż je na wyłożonej blachą do pieczenia i piecz w piekarniku w temperaturze 200 stopni F przez 40 minut.
3. Rozłóż kurczaka na talerze i odłóż na bok.

4. Soki z patelni przelać do miski i dodać śmietanę.

5. Sos bardzo dobrze wymieszaj i polej nim kurczaka.

Cieszyć się!

Odżywianie: kalorie 384, tłuszcz 31, błonnik 2, węglowodany 1, białko 33

Smaczny kurczak Stroganoff

Słyszeliście o tym przepisie na keto? Wydaje się, że to niesamowite!

Czas przygotowania: 10 minut
Czas gotowania: 4 godziny i 10 minut
Porcje: 4

Składniki:

- 2 ząbki czosnku, posiekane
- 8 uncji grzybów, z grubsza posiekanych
- ¼ łyżeczki nasion selera, zmielonych
- 1 szklanka bulionu z kurczaka
- 1 szklanka mleka kokosowego
- 1 żółta cebula, posiekana
- 1 funt piersi z kurczaka, pokrojonych na średnie kawałki
- 1 i ½ łyżeczki tymianku, suszonego
- 2 łyżki posiekanej natki pietruszki
- Sól i czarny pieprz do jądra
- 4 cukinie pokrojone spiralizatorem

Wskazówki:

1. Włóż kurczaka do wolnowaru.

2. Dodać sól, pieprz, cebulę, czosnek, grzyby, mleko kokosowe, nasiona selera, bulion, połowę natki pietruszki i tymianek.
3. Wymieszaj, przykryj i gotuj na poziomie High przez 4 godziny.
4. Odkryć garnek, w razie potrzeby dodać więcej soli i pieprzu oraz resztę natki pietruszki i wymieszać.
5. Rozgrzej patelnię z wodą na średnim ogniu, dodaj trochę soli, zagotuj, dodaj makaron z cukinii, gotuj przez 1 minutę i odcedź.
6. Rozłożyć na talerze, na wierzch dodać mieszankę kurczaka i podawać.

Cieszyć się!

Odżywianie: kalorie 364, tłuszcz 22, błonnik 2, węglowodany 4, białko 24

Smaczny Kurczak Gumbo

Oh. Pokochasz to!

Czas przygotowania: 10 minut
Czas gotowania: 7 godzin
Porcje: 5

Składniki:
- 2 kiełbaski pokrojone w plasterki
- 3 piersi z kurczaka, pokrojone w kostkę
- 2 łyżki oregano, suszonego
- 2 papryki, posiekane
- 1 mała żółta cebula, posiekana
- 28 uncji pomidorów z puszki, posiekanych
- 3 łyżki tymianku, suszonego
- 2 łyżki czosnku w proszku
- 2 łyżki musztardy w proszku
- 1 łyżeczka proszku cayenne
- 1 łyżka chili w proszku
- Sól i czarny pieprz do smaku
- 6 łyżek przyprawy kreolskiej

Wskazówki:
1. W powolnej kuchence wymieszaj kiełbaski z kawałkami kurczaka, solą, pieprzem, papryką, oregano, cebulą, tymiankiem, czosnkiem w proszku, musztardą w proszku, pomidorami, cayenne, chili i przyprawą kreolską.
2. Przykryj i gotuj na niskim poziomie przez 7 godzin.
3. Ponownie odkrywamy garnek, mieszamy gumbo i dzielimy je do misek.
4. Podawać na gorąco.

Cieszyć się!

Odżywianie: kalorie 360, tłuszcz 23, błonnik 2, węglowodany 6, białko 23

Delikatne Udka Z Kurczaka

Zobaczysz o czym mówimy!

Czas przygotowania: 10 minut
Czas gotowania: 45 minut
Porcje: 4

Składniki:

- 3 łyżki ghee
- 8 uncji grzybów, pokrojonych w plasterki
- 2 łyżki startego sera Gruyere
- Sól i czarny pieprz do smaku
- 2 ząbki czosnku, posiekane
- 6 udek z kurczaka ze skórą i kośćmi

Wskazówki:

1. Rozgrzej patelnię z 1 łyżką ghee na średnim ogniu, dodaj udka z kurczaka, dopraw solą i pieprzem, smaż przez 3 minuty z każdej strony i ułóż je w naczyniu do pieczenia.
2. Ponownie podgrzej patelnię z resztą ghee na średnim ogniu, dodaj czosnek, wymieszaj i smaż przez 1 minutę.
3. Dodać grzyby i dobrze wymieszać.

4. Dodać sól i pieprz, wymieszać i gotować 10 minut.
5. Połóż je na kurczaku, posyp serem, włóż do piekarnika nagrzanego do 150 stopni F i piecz przez 30 minut.
6. Włącz piekarnik na grill i piecz wszystko jeszcze kilka minut.
7. Podzielić na talerze i podawać.

Cieszyć się!

Odżywianie:kalorie 340, tłuszcz 31, błonnik 3, węglowodany 5, białko 64

Smaczny Kurczak w panierce

To jest po prostu idealne!

Czas przygotowania: 10 minut
Czas gotowania: 20 minut
Porcje: 4

Składniki:

- 1 jajko, ubite
- Sól i czarny pieprz do smaku
- 3 łyżki oleju kokosowego
- 1 i ½ szklanki posiekanych orzechów pekan
- 4 piersi z kurczaka
- Sól i czarny pieprz do smaku

Wskazówki:

1. Do miski włóż orzechy pekan, do drugiej roztrzepane jajko.
2. Przyprawić kurczaka, zanurzyć w jajku, a następnie w orzechach pekan.
3. Rozgrzej patelnię z olejem na średnim ogniu, dodaj kurczaka i smaż, aż będzie brązowy z obu stron.

4. Przenieś kawałki kurczaka na blachę do pieczenia, włóż do piekarnika i piecz w temperaturze 350 stopni F przez 10 minut.
5. Podzielić na talerze i podawać.

Cieszyć się!

Odżywianie:kalorie 320, tłuszcz 12, błonnik 4, węglowodany 1, białko 30

Zapiekanka z Kurczakiem Pepperoni

Nie sposób nie docenić tego wspaniałego dania ketonowego!

Czas przygotowania: 10 minut
Czas gotowania: 55 minut
Porcje: 6

Składniki:

- 14 uncji sosu do pizzy o niskiej zawartości węglowodanów
- 1 łyżka oleju kokosowego
- 4 średnie piersi z kurczaka, bez skóry i kości
- Sól i czarny pieprz do smaku
- 1 łyżeczka oregano, suszonego
- 6 uncji mozzarelli, pokrojonej w plasterki
- 1 łyżeczka czosnku w proszku
- 2 uncje pepperoni, pokrojone w plasterki

Wskazówki:

1. Sos do pizzy włóż do małego garnka, zagotuj na średnim ogniu, gotuj przez 20 minut i zdejmij z ognia.
2. W misce wymieszaj kurczaka z solą, pieprzem, czosnkiem w proszku i oregano, wymieszaj.

3. Rozgrzej patelnię z olejem kokosowym na średnim ogniu, włóż kawałki kurczaka, smaż po 2 minuty z każdej strony i przełóż je do naczynia do zapiekania.
4. Na wierzchu ułóż plasterki mozzarelli, posmaruj sosem, połóż plasterki pepperoni, włóż do piekarnika nagrzanego do 200 stopni F i piecz przez 30 minut.
5. Podzielić na talerze i podawać.

Cieszyć się!

Odżywianie:kalorie 320, tłuszcz 10, błonnik 6, węglowodany 3, białko 27

Smażony kurczak

To bardzo proste danie, które ci się spodoba!

Czas przygotowania: 24 godziny
Czas gotowania: 20 minut
Porcje: 4

Składniki:

- 3 piersi z kurczaka, pokrojone w paski
- 4 uncje skórek wieprzowych, zmiażdżonych
- 2 szklanki oleju kokosowego
- 16 uncji soku z marynat w słoikach
- 2 jajka, ubite

Wskazówki:

1. Kawałki piersi kurczaka wymieszać w misce z sokiem z ogórków kiszonych, wymieszać, przykryć i wstawić do lodówki na 24 godziny.
2. Do miski włóż jajka, a do drugiej skórki wieprzowe.
3. Kawałki kurczaka zanurzamy w jajku, a następnie w krążkach i dobrze panierujemy.
4. Rozgrzewamy patelnię z olejem na średnim ogniu, wrzucamy kawałki kurczaka, smażymy po 3 minuty z

każdej strony, przekładamy na papierowe ręczniki i odsączamy z tłuszczu.
5. Podawać z sosem keto aioli z boku.

Cieszyć się!

Odżywianie: kalorie 260, tłuszcze 5, błonnik 1, węglowodany 2, białko 20

Kurczak Calzone

Ten specjalny calzone jest taki pyszny!

Czas przygotowania: 10 minut
Czas gotowania: 1 godzina
Porcje: 12

Składniki:

- 2 jajka
- 1 ketonowy spód pizzy
- ½ szklanki startego parmezanu
- 1 funt piersi z kurczaka, bez skóry i kości, każda przekrojona na połówki
- ½ szklanki sosu keto marinara
- 1 łyżeczka przyprawy włoskiej
- 1 łyżeczka proszku cebulowego
- 1 łyżeczka czosnku w proszku
- Sól i czarny pieprz do smaku
- ¼ szklanki siemienia lnianego, zmielonego
- 8 uncji sera provolone

Wskazówki:

1. W misce wymieszaj przyprawę włoską ze sproszkowaną cebulą, czosnkiem w proszku, solą, pieprzem, siemieniem lnianym i parmezanem, dobrze wymieszaj.
2. W drugiej misce wymieszaj jajka ze szczyptą soli i pieprzu i dobrze ubij.
3. Zanurz kawałki kurczaka w jajkach, a następnie w mieszance przypraw, połóż wszystkie kawałki na wyłożonej blachą do pieczenia i piecz w piekarniku w temperaturze 350 stopni F przez 30 minut.
4. Ciasto na pizzę wyłóż na wyłożoną papierem blachę i połóż na nim połowę sera provolone
5. Wyjmij kurczaka z piekarnika, posiekaj i posmaruj serem provolone.
6. Dodaj sos marinara, a następnie resztę sera.
7. Całość przykryj drugą połową ciasta i uformuj calzone.
8. Zlep brzegi, włóż do piekarnika nagrzanego do 150 stopni F i piecz jeszcze 20 minut.
9. Przed pokrojeniem i podaniem pozostaw calzone do ostygnięcia.

Cieszyć się!

Odżywianie: kalorie 340, tłuszcze 8, błonnik 2, węglowodany 6, białko 20

Meksykańska zupa z kurczakiem

Przygotowanie smacznej zupy ketonowej z kurczakiem jest bardzo proste! Spróbuj tego!

Czas przygotowania: 10 minut
Czas gotowania: 4 godziny
Porcje: 6

Składniki:

- 1 i ½ funta rajstop z kurczaka, bez skóry, bez kości i pokrojonych w kostkę
- 15 uncji bulionu z kurczaka
- 15 uncji grubej salsy z puszki
- 8-uncjowy jack Monterey

Wskazówki:

1. W wolnowarze wymieszaj kurczaka z bulionem, salsą i serem, wymieszaj, przykryj i gotuj na poziomie High przez 4 godziny.
2. Odkryć garnek, wymieszać zupę, rozdzielić ją do misek i podawać.

Cieszyć się!

Odżywianie: kalorie 400, tłuszcz 22, błonnik 3, węglowodany 6, białko 38

Proste smażenie kurczaka

To przepis przyjazny dla keto, który naprawdę powinieneś wkrótce wypróbować!

Czas przygotowania: 10 minut
Czas gotowania: 12 minut
Porcje: 2

Składniki:
- 2 udka z kurczaka, bez skóry i kości, pokrojone w cienkie paski
- 1 łyżka oleju sezamowego
- 1 łyżeczka płatków czerwonej papryki
- 1 łyżeczka proszku cebulowego
- 1 łyżka startego imbiru
- ¼ szklanki sosu tamari
- ½ łyżeczki czosnku w proszku
- ½ szklanki wody
- 1 łyżka stewii
- ½ łyżeczki gumy ksantanowej
- ½ szklanki szalotki, posiekanej
- 2 szklanki różyczek brokułów

Wskazówki:
1. Rozgrzej patelnię z olejem na średnim ogniu, dodaj kurczaka i imbir, wymieszaj i smaż przez 3 minuty.
2. Dodać wodę, sos tamari, sproszkowaną cebulę, sproszkowany czosnek, stewię, płatki pieprzu i gumę ksantanową, wymieszać i gotować przez 5 minut.
3. Dodać brokuły i szalotkę, wymieszać, smażyć jeszcze 2 minuty i podzielić pomiędzy talerze.
4. Podawać na gorąco.

Cieszyć się!

Odżywianie: kalorie 210, tłuszcz 10, błonnik 3, węglowodany 5, białko 20

Kurczak ze szpinakiem i karczochami

Połączenie jest naprawdę wyjątkowe!

Czas przygotowania: 10 minut
Czas gotowania: 50 minut
Porcje: 4

Składniki:

- 4 uncje sera śmietankowego
- 4 piersi z kurczaka
- 10 uncji serc karczochów z puszki, posiekanych
- 10 uncji szpinaku
- ½ szklanki startego parmezanu
- 1 łyżka suszonej cebuli
- 1 łyżka czosnku, suszonego
- Sól i czarny pieprz do smaku
- 4 uncje mozzarelli, posiekanej

Wskazówki:

1. Ułóż piersi z kurczaka na wyłożonej papierem blasze do pieczenia, dopraw solą i pieprzem, włóż do piekarnika nagrzanego do 200 stopni F i piecz przez 30 minut.

2. W misce wymieszaj karczochy z cebulą, serkiem śmietankowym, parmezanem, szpinakiem, czosnkiem, solą i pieprzem, wymieszaj.
3. Wyjmij kurczaka z piekarnika, przekrój każdy kawałek na środek, podziel mieszankę karczochów, posyp mozzarellą, włóż do piekarnika nagrzanego do 200 stopni F i piecz jeszcze 15 minut.
4. Podawać na gorąco.

Cieszyć się!

Odżywianie: kalorie 450, tłuszcz 23, błonnik 1, węglowodany 3, białko 39

Kotlety Z Kurczaka

To specjalny przepis na keto, którym chcemy się z Tobą podzielić!

Czas przygotowania: 10 minut
Czas gotowania: 40 minut
Porcje: 8

Składniki:

- 1 szklanka sosu keto marinara
- 2 funty mięsa z kurczaka, mielone
- 2 łyżki posiekanej natki pietruszki
- 4 ząbki czosnku, posiekane
- 2 łyżeczki proszku cebulowego
- 2 łyżeczki przyprawy włoskiej
- Sól i czarny pieprz do smaku

Do napełniania:

- ½ szklanki sera ricotta
- 1 szklanka startego parmezanu
- 1 szklanka mozzarelli, posiekanej
- 2 łyżeczki szczypiorku, posiekanego
- 2 łyżki posiekanej natki pietruszki
- 1 ząbek czosnku, posiekany

Wskazówki:
1. W misce wymieszaj kurczaka z połową sosu marinara, solą, pieprzem, przyprawą włoską, 4 ząbkami czosnku, cebulą w proszku i 2 łyżkami natki pietruszki, dobrze wymieszaj.
2. W drugiej misce wymieszaj ricottę z połową parmezanu, połową mozzarelli, szczypiorkiem, 1 ząbkiem czosnku, solą, pieprzem i 2 łyżkami natki pietruszki i dobrze wymieszaj.
3. Połowę mieszanki z kurczakiem włóż do brytfanny i równomiernie rozprowadź.
4. Dodać nadzienie serowe i również posmarować.
5. Posypać resztą mięsa i ponownie rozsmarować.
6. Włóż klops do piekarnika nagrzanego na 400 stopni F i piecz przez 20 minut.
7. Wyjmij klops z piekarnika, posmaruj resztą sosu marinara, resztą parmezanu i mozzarellą i piecz przez kolejne 20 minut.
8. Kotlet mielony pozostawić do ostygnięcia, pokroić, rozłożyć na talerzach i podawać.

Cieszyć się!

Odżywianie: kalorie 273, tłuszcz 14, błonnik 1, węglowodany 4, białko 28

Pyszny Cały Kurczak

Ugotuj to danie ketonowe na specjalną okazję!

Czas przygotowania: 10 minut
Czas gotowania: 40 minut
Porcje: 12

Składniki:

- 1 cały kurczak
- ½ łyżeczki proszku cebulowego
- ½ łyżeczki czosnku w proszku
- Sól i czarny pieprz do smaku
- 2 łyżki oleju kokosowego
- 1 łyżeczka przyprawy włoskiej
- 1 i ½ szklanki bulionu z kurczaka
- 2 łyżeczki guar guaru

Wskazówki:

1. Kurczaka nacieramy połową oliwy, czosnkiem w proszku, solą, pieprzem, przyprawą włoską i cebulą w proszku.
2. Do garnka błyskawicznego wlej resztę oleju i włóż do niego kurczaka.

3. Dodaj bulion, przykryj garnek i gotuj na poziomie High przez 40 minut.
4. Przełóż kurczaka na talerz i odstaw na chwilę.
5. Ustaw garnek instant na tryb Sauté, dodaj guar guar, zamieszaj i gotuj, aż zgęstnieje.
6. Sosem polej kurczaka i podawaj.

Cieszyć się!

Odżywianie: kalorie 450, tłuszcz 30, błonnik 1, węglowodany 1, białko 34

Sos z Kurczaka I Zielonej Cebuli

Powiedz wszystkim swoim znajomym o tym daniu ketonowym!

Czas przygotowania: 10 minut
Czas gotowania: 27 minut
Porcje: 4

Składniki:

- 2 łyżki ghee
- 1 zielona cebula, posiekana
- 4 połówki piersi kurczaka, bez skóry i kości
- Sól i czarny pieprz do smaku
- 8 uncji kwaśnej śmietany

Wskazówki:

1. Rozgrzej patelnię z ghee na średnim ogniu, dodaj kawałki kurczaka, dopraw solą i pieprzem, przykryj, zmniejsz ogień i gotuj na wolnym ogniu przez 10 minut.
2. Odkryj patelnię, obróć kawałki kurczaka i gotuj pod przykryciem jeszcze 10 minut.
3. Dodać zieloną cebulę, wymieszać i smażyć jeszcze 2 minuty.

4. Zdejmij z ognia, w razie potrzeby dodaj więcej soli i pieprzu, dodaj śmietanę, dobrze wymieszaj, przykryj patelnię i odstaw na 5 minut.
5. Ponownie zamieszaj, rozłóż pomiędzy talerze i podawaj.

Cieszyć się!

Odżywianie: kalorie 200, tłuszcze 7, błonnik 2, węglowodany 1, białko 8

Pieczarki Nadziewane Kurczakiem

To prosty przepis, który na pewno Ci się spodoba!

Czas przygotowania: 10 minut
Czas gotowania: 10 minut
Porcje: 6

Składniki:

- Kapelusze grzybkowe o wadze 16 uncji
- 4 uncje sera śmietankowego
- ¼ szklanki posiekanej marchewki
- 1 łyżeczka mieszanki przypraw ranczo
- 4 łyżki ostrego sosu
- ¾ szklanki sera pleśniowego, pokruszonego
- ¼ szklanki czerwonej cebuli, posiekanej
- ½ szklanki mięsa z kurczaka, już ugotowanego i posiekanego
- Sól i czarny pieprz do smaku
- Spray do gotowania

Wskazówki:

1. W misce wymieszaj serek śmietankowy z serem pleśniowym, ostrym sosem, przyprawą ranczo, solą,

pieprzem, kurczakiem, marchewką i czerwoną cebulą, wymieszaj.
2. Napełnij każdą czapkę grzyba tą mieszanką, połóż je wszystkie na wyłożonej papierem blasze do pieczenia, spryskaj sprayem kuchennym, włóż do piekarnika nagrzanego do 200 stopni F i piecz przez 10 minut.
3. Podzielić na talerze i podawać.

Cieszyć się!

Odżywianie: kalorie 200, tłuszcze 4, błonnik 1, węglowodany 2, białko 7

Awokado Nadziewane Kurczakiem

Będziesz musiał podzielić się tym ze wszystkimi swoimi przyjaciółmi!

Czas przygotowania: 10 minut
Czas gotowania: 0 minut
Porcje: 2

Składniki:

- 2 awokado, przekrojone na połówki i pozbawione pestek
- ¼ szklanki majonezu
- 1 łyżeczka tymianku, suszonego
- 2 łyżki serka śmietankowego
- 1 i ½ szklanki kurczaka, ugotowanego i posiekanego
- Sól i czarny pieprz do smaku
- ¼ łyżeczki pieprzu cayenne
- ½ łyżeczki proszku cebulowego
- ½ łyżeczki czosnku w proszku
- 1 łyżeczka papryki
- Sól i czarny pieprz do smaku
- 2 łyżki soku z cytryny

Wskazówki:
1. Wydrąż wnętrze połówek awokado i włóż miąższ do miski.
2. Odłóż na razie kubki z awokado.
3. Dodaj kurczaka do miąższu awokado i wymieszaj.
4. Dodać również majonez, tymianek, serek śmietankowy, cayenne, cebulę, czosnek, paprykę, sól, pieprz i sok z cytryny i dobrze wymieszać.
5. Napełnij awokado mieszanką z kurczaka i podawaj.

Cieszyć się!

Odżywianie: kalorie 230, tłuszcz 40, błonnik 11, węglowodany 5, białko 24

Pyszny kurczak balsamiczny

To proste danie, które możesz zrobić już dziś!

Czas przygotowania: 10 minut
Czas gotowania: 20 minut
Porcje: 4

Składniki:

- 3 łyżki oleju kokosowego
- 2 funty piersi z kurczaka, bez skóry i kości
- 3 ząbki czosnku, posiekane
- Sól i czarny pieprz do smaku
- 1 szklanka bulionu z kurczaka
- 3 łyżki stewii
- ½ szklanki octu balsamicznego
- 1 pomidor, pokrojony w cienkie plasterki
- 6 plasterków mozzarelli
- Trochę posiekanej bazylii do podania

Wskazówki:

- Rozgrzej patelnię z olejem na średnim ogniu, włóż kawałki kurczaka, dopraw solą i pieprzem, smaż, aż z obu stron się zarumienią i zmniejsz ogień.

- Dodać czosnek, ocet, bulion i stewię, wymieszać, ponownie zwiększyć ogień i gotować 10 minut.
- Przełóż piersi kurczaka na wyłożoną papierem blachę do pieczenia, ułóż na wierzchu plasterki mozzarelli, a następnie posyp bazylią.
- Zapiekaj w piekarniku na średnim ogniu, aż ser się roztopi, a następnie na kawałkach kurczaka ułóż plasterki pomidora.
- Podzielić na talerze i podawać.

Cieszyć się!

Odżywianie: kalorie 240, tłuszcz 12, błonnik 1, węglowodany 4, białko 27

Makaron z Kurczakiem

To bardzo świetny pomysł na obiad! To danie ketonowe jest wspaniałe!

Czas przygotowania: 10 minut

Czas gotowania: 30 minut

Porcje: 4

Składniki:

- 2 łyżki ghee
- 1 łyżeczka czosnku, posiekanego
- 1 funt kotletów z kurczaka
- 1 łyżeczka przyprawy Cajun
- ¼ szklanki szalotki, posiekanej
- ½ szklanki posiekanych pomidorów
- ½ szklanki bulionu z kurczaka
- ¼ szklanki śmietany do ubijania
- ½ szklanki startego sera Cheddar
- 1 uncja serka śmietankowego
- ¼ szklanki posiekanej kolendry
- Sól i czarny pieprz do smaku

Na makaron:

- 4 uncje sera śmietankowego
- 8 jaj

- Sól i czarny pieprz do smaku
- Szczypta proszku czosnkowego

Wskazówki:
1. Rozgrzej patelnię z 1 łyżką ghee na średnim ogniu, dodaj kotlety z kurczaka, dopraw odrobiną przypraw Cajun, smaż przez 2 minuty z każdej strony i przenieś na talerz.
2. Rozgrzej patelnię z resztą ghee na średnim ogniu, dodaj czosnek, wymieszaj i smaż przez 2 minuty.
3. Dodać pomidory, wymieszać i smażyć jeszcze 2 minuty.
4. Dodać bulion i resztę przyprawy Cajun, wymieszać i gotować przez 5 minut.
5. Dodaj śmietanę, ser cheddar, 1 uncję serka śmietankowego, sól, pieprz, szalotkę i kolendrę, dobrze wymieszaj, gotuj jeszcze przez 2 minuty i zdejmij z ognia.
6. W międzyczasie w blenderze wymieszaj 4 uncje serka śmietankowego z jajkami, solą, pieprzem i czosnkiem w proszku i dobrze wymieszaj.
7. Wlać to do wyłożonej blachą do pieczenia, odstawić na 5 minut, a następnie piec w piekarniku w temperaturze 325 stopni F przez 10 minut.
8. Pozostaw arkusz makaronu do ostygnięcia, przełóż na deskę do krojenia, zwiń i pokrój w średnie plastry.
9. Rozłóż makaron na talerzach, posyp mieszanką kurczaka i podawaj.

Cieszyć się!

Odżywianie:kalorie 345, tłuszcz 34, błonnik 4, węglowodany 4, białko 39

Kurczak Grillowany Orzechowo

Warto wypróbować tajski przepis na keto!

Czas przygotowania: 10 minut
Czas gotowania: 20 minut
Porcje: 8

Składniki:

- 2 i ½ funta udek i udek z kurczaka
- 1 łyżka aminokwasów kokosowych
- 1 łyżka octu jabłkowego
- Szczypta płatków czerwonej papryki
- Sól i czarny pieprz do smaku
- ½ łyżeczki imbiru, zmielonego
- 1/3 szklanki masła orzechowego
- 1 ząbek czosnku, posiekany
- ½ szklanki ciepłej wody

Wskazówki:

- W blenderze zmieszaj masło orzechowe z wodą, aminokwasami, solą, pieprzem, płatkami pieprzu, imbirem, czosnkiem i octem i dobrze wymieszaj.

- Osusz kawałki kurczaka, ułóż je na patelni i polej marynatą z masła orzechowego.
- Wymieszać z zalewą i wstawić do lodówki na 1 godzinę.
- Połóż kawałki kurczaka skórą do dołu na rozgrzanym grillu na średnim ogniu, smaż przez 10 minut, odwróć, posmaruj odrobiną marynaty i gotuj jeszcze przez 10 minut.
- Podzielić na talerze i podawać.

Cieszyć się!

Odżywianie: kalorie 375, tłuszcz 12, błonnik 1, węglowodany 3, białko 42

Prosty gulasz z kurczaka

Przygotowanie pysznego i prostego keto gulaszu z kurczaka jest niezwykle proste!

Czas przygotowania: 10 minut
Czas gotowania: 2 godziny
Porcje: 4

Składniki:
- 2 marchewki, posiekane
- 2 łodygi selera, posiekane
- 2 szklanki bulionu z kurczaka
- 1 mała cebula, posiekana
- 28 uncji udek z kurczaka, bez skóry i kości, pokrojonych na średnie kawałki
- 3 ząbki czosnku, posiekane
- ½ łyżeczki rozmarynu, suszonego
- 1 szklanka szpinaku
- ½ łyżeczki oregano, suszonego
- ¼ łyżeczki tymianku, suszonego
- ½ szklanki gęstej śmietanki
- Sól i czarny pieprz do smaku

- Szczypta gumy ksantanowej

Wskazówki:

- W wolnowarze wymieszaj kurczaka z bulionem, selerem, marchewką, cebulą, czosnkiem, rozmarynem, tymiankiem, oregano, odrobiną soli i pieprzu, wymieszaj, przykryj i gotuj na poziomie High przez 2 godziny.
- Dodać do smaku więcej soli i pieprzu, szpinak oraz gęstą śmietanę i wymieszać.
- Dodać gumę ksantanową, wymieszać i gotować jeszcze 10 minut.
- Rozłóż do misek i podawaj.

Cieszyć się!

Odżywianie: kalorie 224, tłuszcze 11, błonnik 4, węglowodany 6, białko 23

Gulasz Z Kurczaka I Warzyw

Dlaczego dla odmiany nie spróbujesz czegoś wyjątkowego? Ten kremowy gulasz ketonowy jest boski!

Czas przygotowania: 10 minut
Czas gotowania: 30 minut
Porcje: 6

Składniki:

- 2 szklanki śmietanki do ubijania
- 40 uncji kawałków kurczaka z rożna, bez kości, bez skóry i rozdrobnionych
- 3 łyżki ghee
- ½ szklanki żółtej cebuli, posiekanej
- ¾ szklanki posiekanej czerwonej papryki
- 29 uncji bulionu z kurczaka w puszkach
- Sól i czarny pieprz do smaku
- 1 liść laurowy
- 8 uncji posiekanych grzybów
- 1 szklanka zielonej fasolki szparagowej
- 17 uncji szparagów, przyciętych
- 3 łyżeczki tymianku, posiekanego

Wskazówki:
1. Rozgrzej patelnię ze śmietaną na średnim ogniu, zagotuj i gotuj, aż zredukuje się do 7 minut.
2. W międzyczasie rozgrzej patelnię z ghee na średnim ogniu, dodaj cebulę i paprykę, wymieszaj i smaż przez 3 minuty.
3. Dodać bulion, liść laurowy, odrobinę soli i pieprzu, doprowadzić do wrzenia i gotować na wolnym ogniu przez 10 minut.
4. Dodać szparagi, fasolkę szparagową i grzyby, wymieszać i smażyć przez 7 minut.
5. Dodać kawałki kurczaka, wymieszać i smażyć jeszcze 3 minuty.
6. Dodać śmietanę, tymianek, sól i pieprz do smaku, wymieszać, wyrzucić liść laurowy, gulasz rozłożyć do misek i podawać.

Cieszyć się!

Odżywianie: kalorie 500, tłuszcz 27, błonnik 3, węglowodany 4, białko 47

Specjalna szwajcarska zupa z boćwiny

To jest niesamowite!

Czas przygotowania: 10 minut
Czas gotowania: 2 godziny i 10 minut
Porcje: 4

Składniki:

- 1 czerwona cebula, posiekana
- 1 pęczek boćwiny, posiekany
- 1 żółta dynia, posiekana
- 1 cukinia, posiekana
- 1 zielona papryka, posiekana
- Sól i czarny pieprz do smaku
- 6 marchewek, posiekanych
- 4 szklanki posiekanych pomidorów
- 1 szklanka różyczek kalafiora, posiekanych
- 1 szklanka zielonej fasolki, posiekanej
- 6 szklanek bulionu z kurczaka
- 7 uncji koncentratu pomidorowego w puszkach
- 2 szklanki wody
- 1 funt kiełbasy, posiekanej
- 2 ząbki czosnku, posiekane
- 2 łyżeczki tymianku, posiekanego

- 1 łyżeczka rozmarynu, suszonego
- 1 łyżka kopru włoskiego, posiekanego
- ½ łyżeczki płatków czerwonej papryki
- Trochę startego parmezanu do podania

Wskazówki:

1. Rozgrzej patelnię na średnim ogniu, dodaj kiełbasę i czosnek, zamieszaj i smaż, aż się zarumieni, a następnie przenieś wraz z sokami do wolnowaru.
2. Dodać cebulę, boćwinę, dynię, paprykę, cukinię, marchewkę, pomidory, kalafior, fasolkę szparagową, koncentrat pomidorowy, bulion, wodę, tymianek, koper włoski, rozmaryn, płatki papryki, sól i pieprz, wymieszać, przykryć i gotować na poziomie Wysokim przez 2 godziny.
3. Odkryć garnek, wymieszać zupę, nalać ją do misek, posypać parmezanem i podawać.

Cieszyć się!

Odżywianie: kalorie 150, tłuszcze 8, błonnik 2, węglowodany 4, białko 9

Krem z pieczonych pomidorów

Dzięki temu Twój dzień stanie się o wiele łatwiejszy!

Czas przygotowania: 10 minut
Czas gotowania: 1 godzina
Porcje: 8

Składniki:
- 1 papryczka jalapeno, posiekana
- 4 ząbki czosnku, posiekane
- 2 funty pomidorków koktajlowych, przekrojonych na połówki
- 1 żółta cebula, pokrojona w krążki
- Sól i czarny pieprz do smaku
- ¼ szklanki oliwy z oliwek
- ½ łyżeczki oregano, suszonego
- 4 szklanki bulionu z kurczaka
- ¼ szklanki posiekanej bazylii
- ½ szklanki startego parmezanu

Wskazówki:

1. Rozłóż pomidory i cebulę w naczyniu do zapiekania. Dodaj czosnek i papryczkę chili, dopraw solą, pieprzem i oregano i skrop oliwą.
2. Posmaruj i piecz w piekarniku w temperaturze 425 stopni F przez 30 minut.
3. Wyjmij mieszankę pomidorową z piekarnika, przełóż do garnka, dodaj bulion i całość podgrzej na średnim ogniu.
4. Doprowadzić do wrzenia, przykryć garnek, zmniejszyć ogień i gotować przez 20 minut.
5. Zmiksować za pomocą blendera zanurzeniowego, dodać sól i pieprz do smaku oraz bazylię, wymieszać i nalać do miseczek.
6. Posyp parmezanem na wierzchu i podawaj.

Cieszyć się!

Odżywianie: kalorie 140, tłuszcz 2, błonnik 2, węglowodany 5, białko 8

Zupa Bakłażanowa

Właśnie tego dzisiaj potrzebowałeś!

Czas przygotowania: 10 minut
Czas gotowania: 50 minut
Porcje: 4

Składniki:

- 4 pomidory
- 1 łyżeczka czosnku, posiekanego
- ¼ żółtej cebuli, posiekanej
- Sól i czarny pieprz do smaku
- 2 szklanki bulionu z kurczaka
- 1 liść laurowy
- ½ szklanki gęstej śmietanki
- 2 łyżki posiekanej bazylii
- 4 łyżki startego parmezanu
- 1 łyżka oliwy z oliwek
- 1 bakłażan, posiekany

Wskazówki:

1. Rozłóż kawałki bakłażana na blasze do pieczenia, wymieszaj z oliwą, cebulą, czosnkiem, solą i pieprzem,

włóż do piekarnika nagrzanego do 200 stopni F i piecz przez 15 minut.
2. Do garnka wlej wodę, zagotuj na średnim ogniu, dodaj pomidory, gotuj na parze przez 1 minutę, obierz i posiekaj.
3. Wyjmij mieszankę bakłażanową z piekarnika i przełóż do garnka.
4. Dodać pomidory, bulion, liść laurowy, sól i pieprz, wymieszać, doprowadzić do wrzenia i gotować na wolnym ogniu przez 30 minut.
5. Dodać śmietanę, bazylię i parmezan, wymieszać, nalać do misek i podawać.

Cieszyć się!

Odżywianie: kalorie 180, tłuszcz 2, błonnik 3, węglowodany 5, białko 10

Gulasz z Bakłażana

To jest idealne na rodzinny posiłek!

Czas przygotowania: 10 minut
Czas gotowania: 30 minut
Porcje: 4

Składniki:

- 1 czerwona cebula, posiekana
- 2 ząbki czosnku, posiekane
- 1 pęczek natki pietruszki, posiekanej
- Sól i czarny pieprz do smaku
- 1 łyżeczka oregano, suszonego
- 2 bakłażany, pokrojone na średnie kawałki
- 2 łyżki oliwy z oliwek
- 2 łyżki posiekanych kaparów
- 1 garść zielonych oliwek, wypestkowanych i pokrojonych w plasterki
- 5 pomidorów, posiekanych
- 3 łyżki octu ziołowego

Wskazówki:

1. Rozgrzej garnek z oliwą na średnim ogniu, dodaj bakłażana, oregano, sól i pieprz, wymieszaj i smaż przez 5 minut.
2. Dodać czosnek, cebulę i pietruszkę, wymieszać i smażyć 4 minuty.
3. Dodać kapary, oliwki, ocet i pomidory, wymieszać i gotować 15 minut.
4. W razie potrzeby dodać więcej soli i pieprzu, wymieszać, rozłożyć do misek i podawać.

Cieszyć się!

Odżywianie: kalorie 200, tłuszcze 13, błonnik 3, węglowodany 5, białko 7

Zupa Z Pieczonej Papryki

To jest nie tylko bardzo smaczne! Jest keto i zdrowo!

Czas przygotowania: 10 minut
Czas gotowania: 15 minut
Porcje: 6

Składniki:

- 12 uncji pieczonej papryki, posiekanej
- 2 łyżki oliwy z oliwek
- 2 ząbki czosnku, posiekane
- 29 uncji bulionu z kurczaka w puszkach
- Sól i czarny pieprz do smaku
- 7 uncji wody
- 2/3 szklanki gęstej śmietanki
- 1 żółta cebula, posiekana
- ¼ szklanki parmezanu, startego
- 2 łodygi selera, posiekane

Wskazówki:

1. Rozgrzej garnek z oliwą na średnim ogniu, dodaj cebulę, czosnek, seler, trochę soli i pieprzu, wymieszaj i smaż przez 8 minut.

2. Dodać paprykę, wodę i bulion, wymieszać, doprowadzić do wrzenia, przykryć, zmniejszyć ogień i gotować na wolnym ogniu przez 5 minut.
3. Za pomocą blendera zanurzeniowego zmiksuj zupę na puree, następnie dodaj więcej soli, pieprzu i śmietanki, zamieszaj, zagotuj i zdejmij z ognia.
4. Rozłóż do misek, posyp parmezanem i podawaj.

Cieszyć się!

Odżywianie: kalorie 176, tłuszcz 13, błonnik 1, węglowodany 4, białko 6

Pyszna zupa kapuściana

Ta pyszna kapuśniak już wkrótce stanie się Twoją nową ulubioną zupą ketonową!

Czas przygotowania: 10 minut
Czas gotowania: 45 minut
Porcje: 8

Składniki:

- 1 ząbek czosnku, posiekany
- 1 główka kapusty, posiekana
- 2 funty wołowiny, mielonej
- 1 żółta cebula, posiekana
- 1 łyżeczka kminku
- 4 kostki bulionowe
- Sól i czarny pieprz do smaku
- 10 uncji pomidorów z puszki i zielonych papryczek chilli
- 4 szklanki wody

Wskazówki:

1. Rozgrzej patelnię na średnim ogniu, dodaj wołowinę, wymieszaj i smaż przez kilka minut.

2. Dodać cebulę, wymieszać, smażyć jeszcze 4 minuty i przełożyć do garnka.
3. Podgrzać, dodać kapustę, kminek, czosnek, kostkę bulionową, pomidory i chilli oraz wodę, wymieszać, doprowadzić do wrzenia na dużym ogniu, przykryć, zmniejszyć temperaturę i gotować przez 40 minut.
4. Doprawić solą i pieprzem, wymieszać, nalać do miseczek i podawać.

Cieszyć się!

Odżywianie: kalorie 200, tłuszcze 3, błonnik 2, węglowodany 6, białko 8

www.ingramcontent.com/pod-product-compliance
Lightning Source LLC
Chambersburg PA
CBHW050149130526
44591CB00033B/1214